新安医学拾遗

钟鸣

胡永久 编著

吉林科学技术出版社

图书在版编目（CIP）数据

新安医学拾遗 / 胡永久编著. -- 长春：吉林科学
技术出版社，2022.9
　　ISBN 978-7-5578-9707-9

　　Ⅰ. ①新… Ⅱ. ①胡… Ⅲ. ①中国医药学－研究
Ⅳ. ①R2

　　中国版本图书馆CIP数据核字 (2022) 第181166号

新安医学拾遗

编　　　著	胡永久	
出 版 人	宛　霞	
责 任 编 辑	刘建民	
封 面 设 计	四川悟阅文化传播有限公司	
制　　　版	四川悟阅文化传播有限公司	
幅 面 尺 寸	170mm×240mm	
开　　　本	16	
字　　　数	244千字	
印　　　张	14	
印　　　数	1-1500册	
版　　　次	2022年9月第1版	
印　　　次	2023年3月第1次印刷	

出　　　版	吉林科学技术出版社	
发　　　行	吉林科学技术出版社	
地　　　址	长春市福祉大路5788号	
邮　　　编	130118	
发行部电话/传真	0431—81629529　81629530　81629531	
	81629532　81629533　81629534	
储运部电话	0431-86059116	
编辑部电话	0431-81629510	
印　　　刷	三河市嵩川印刷有限公司	

书　　　号	ISBN 978-7-5578-9707-9	
定　　　价	85.00元	

编委会

主　　编：胡永久

副 主 编：张贵才　江国庆

编写人员：胡永久　张贵才　江国庆

　　　　　汪胜松　沈其权　叶　青

助　　编：胡　睿

内容简介

新安医学萌于晋唐，成于宋元，鼎盛明清，典籍丰富，名医辈出。自宋迄清，新安医学有涵盖各门类论著800余部，见于记载的新安医家有900余人。祁门县在明清之际先后出过21名御医，被称为"中国御医之乡"。回顾新安医学的历史长河，汪机创"固本培元"，筑先天后天之根基方有执精研伤寒，首创"错简重订"；张杲著《医说》，开新安医著之先河；徐春甫著的《古今医统大全》、吴谦著的《医宗金鉴》、程杏轩著的《医述》，均列中医"全国十大医学全书"；郑梅涧著的《重楼玉钥》为中医喉科专著第一书。

斗转星移，沧海桑田，不变的是新安医学名医世家一代一代的薪火相传，兼容并蓄。据不完全统计，家传三代乃至三十多代的新安世医有63家，部分名医世家延续至今、经久不衰，深得百姓的信任。

本书以强化保护传承，推动以文养医、突出振兴复兴，推动以医带药、着眼融合发展，推动以药促产、坚持以人为本，推动以产惠民为宗旨。坚持以徽州文化的精神内涵来浸润新安医学，以新安医学的传承创新来丰富徽州文化，深入做好新安医学文化的研究、消化、吸收和展示、教育、传播等工作，健全完善新安医学资源数据库，加快建设新安医学传承创新中心，积极打造新安医学国医名师品牌，切实增强新安医学文化凝聚力、吸引力和影响力。

序一

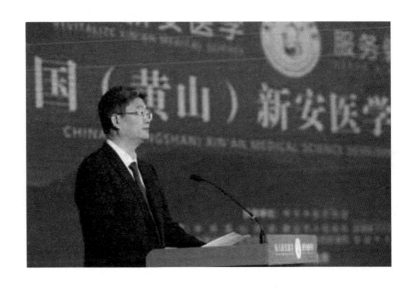

习近平总书记指出，中医药学是中国古代科学的瑰宝，也是打开中华文明宝库的钥匙。自人类诞生以来，中医药为延续中华文明做出了巨大贡献。新安医学，中医药学的重要组成部分，诞生于山清水秀、文风昌盛的徽州大地，在祖国四面八方留下足迹，以历史悠久、医家众多、医籍宏富、医派林立、世家纷呈的鲜明特色闻名于世。国家中医药管理局副局长、中国工程院院士黄璐琦评价其"是我国中医药学近八百年来发展的一个高峰、一个高地……"。

2019年年底，全球蔓延的新冠肺炎疫情给全世界人民生命健康带来重大威胁。中国人民紧密团结，携手抗疫，白衣战士纷纷奔赴一线，为维护人民健康战斗。中医药在此次抗疫过程中，全过程、全方位发挥作用，中西医结合的防治方案为全球提供了成功经验。黄山市在2020年疫情暴发之初，共有9例确诊病例，新安医学积极介入，在预防治疗康复全过程中发挥重要作用，新安医家，以仁心仁术投身疫情防控，筑牢人民健康安全网。在疫情形势复杂多变的当下，新安医学持续发力，为黄山市经济社会稳定发展保驾护航。

新时期，我们坚决贯彻落实习近平总书记关于中医药工作的重要指示，"传承精华，守正创新"，在第一个百年目标胜利实现，第二个百年目标开启之际，传承和发展新安医学，服务健康中国建设，为中华民族伟大复兴之大业奉献新安智慧。

胡永久先生，祁门胡氏骨伤科的传人，在御医之乡传承祖辈的医德医术造福乡梓，彰显大医精诚、儒者爱人之情怀。永久先生于骨伤之道独有见解，钟于新安医学研究，且著述颇多，为后学者之楷模。《新安医学拾遗》一书，是永久先生之新作，以分篇的形式介绍新安医学医家、医著、医药等灿烂的历史和精彩的故事，兼具很强的研究性和科普性。此书为永久先生深究祁门医学历史之源流，又广泛触及一府六县乃至徽州之外的新安医学文化基因和传承脉络，不局限于医家群体，搜罗新安医学历史上的药号、刻书、画作，是对新安医学研究的汇集，更是徽文化的精彩展示。此书必会为新安医学传承与创新发展增添新的内涵。

"善言天者，必有验于人，善于古者，必有合于今。"新安医学不仅是治病救人的智慧，更是认识世界的智慧，传承创新发展新安医学，是战略，更是使命。从文献挖掘到成果转化，从健康事业到健康产业，求索之路，我们责无旁贷，重任在肩！

黄山市人民政府市长　孙勇

2021年9月

序二

　　胡永久先生与我同乡，乃祁门胡氏骨伤科第四代传人，承家学传后人，胡氏骨伤医术享誉一方，留下诸多美谈。胡永久先生自幼随父学习中医骨伤诊疗技术，熟练掌握用传统手法复位骨折脱位及应用传统小夹板固定骨折技术，正骨手法独具特色，不仅在临床上发扬了胡氏医德医风，专业骨伤治疗30余年，造福病患千万，更是在学术上超越前人，对家学、骨伤科、新安医学都有深入研究，著述颇多，《胡氏骨伤科》《少林伤科》《新安骨伤科名家治法》等深受同道赞誉。

　　天下明医出新安！程朱阙里，理学兴盛的古徽州成长起来的医家群体独具特色，精于医道，儒理明心，医家风范中自带儒家仁义。新安医学历史上900多位医家，传医术救众生于病痛之中，舍家财助百姓离困厄之境，起死回生的传奇比比皆是，德高望重的名医不胜枚举。

　　新安医学重医亦不轻药，历史上药号、药店也名扬五湖，随徽商走出徽州的胡庆余、叶开泰，传承百年的石翼农、同德仁，无不承载着新安医药浓厚的文化积淀。

　　脱胎于徽州文化的新安医学，与徽商、新安画派、徽派篆刻同根相连，以医入画，刻书传医，传承和弘扬新安医学。

　　胡永久先生之《新安医学拾遗》，囊括以上文化精髓，挖掘散落民间的新安医学名医、名药、文化基因和历史故事，诠释新安医家仁术救人、仁心济世之情怀，展示新安医学灿烂历史，为振兴新安医学的生动实践，胡先生于新安医学钻研之精神，亦是同道之楷模。佩之并为此序！

黄山市卫生健康委员会主任　方克家

2021年10月

目录
CONTENTS

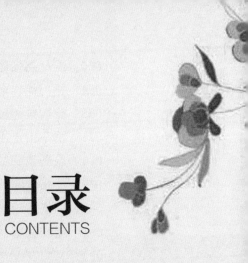

新安医学灿烂辉煌

新安医学是什么？

学术界定义各家稍有差异，但其核心都强调为在新安地域，自晋唐至明清这一历史时期的医学成就及其文化成果，新安医学是中医学的一个缩影，是众多地域医学中的一朵奇葩。中国中医科学院医史文献专家余瀛鳌曾评价新安医学"在地域医学中堪称首富"。新安医学肇始于晋唐，发展于宋元，鼎盛于明清。具有历史悠久、医家众多、医派林立、医著宏富、世家纷呈的鲜明特色。现代研究中，以"三个800"来概括新安医学，即800多年历史，800多位医家，800多部医著，可见新安医学历史成就显著。实际上，新安医学已经有1000多年历史，且文献记载的医家已有900多位。

要介绍新安医学的发展历史基本上是围绕医家，从不同历史阶段、医家、医著、医学流派和医学世家的角度来分类介绍的。

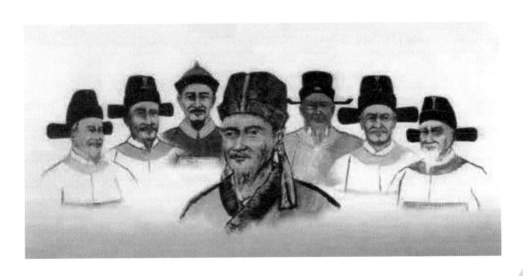

医家部分，新安医学自萌芽之初就名医辈出。目前文献记载的最早的新安医家是东晋时期任新安太守的羊欣。羊欣"素好黄老，常手自书章，有病不服药，饮符水而已。兼善医术，撰《药方》十卷"，当时新安地区民间偏方验方比较多，羊欣就在公务之余搜集整理民间医家验方著成方书《羊中散方》。到了唐朝，歙州县尉杨玄操精通训诂，研究《黄帝内经》并注音多部医书，歙县七里头的僧人慧明善治眼疾，求诊患者药后即愈，百姓称其为"圣僧"，他所在的寺庙也被称为"圣僧庵"。这座庵现在还在，是省级文物保护单位。

到了宋元时期，新安医学发展迅速，史书记载的新安医家有57人。北宋张扩医术精湛，传术于弟弟张挥和儿子张师孟，张挥传其子张彦仁，张彦仁又传其子张杲，张家成为新安医学历史上第一个医学世家。张杲是一名儒医，博学经纶，撰写的《医说》是我国第一部医史传记。

南宋名医黄孝通，擅内科、儿科疾病，尤其精通妇科疾病，声名大显，被孝宗皇帝御赐"医博"，是歙县黄氏妇科世家始祖。黄氏医学代代传承，到第十四代明朝的黄鼎铉，医技更精。当时崇祯皇帝的

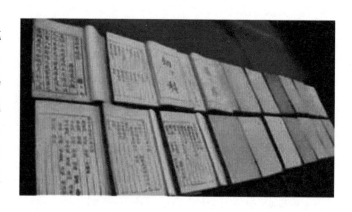

爱妃田姝血崩，太医院和京中名医都医治无效，且病情日益加重，歙县县令推荐黄鼎铉为田贵妃医治，黄鼎铉诊后一剂药下，田姝出血大减，第二剂后，田姝出血便止，一个月后田贵妃就完全康复了。皇帝赐"医震宏都"金匾。"医博世家"黄氏妇科代代传承，从宋至今，代不乏人，成为医学传承历史最久的世家。

明清时期，新安医学达到全盛，这一时期的新安医家在医术、学术上都有了比较规模性的成就。也可以说是新安医学发展历史上最丰富多彩的一个部分。明代有新安医家约416人，清代新安医家数量再创新高，名医约791人。一大批新安医家成就显耀、声名赫赫。明代的汪机、徐春甫、孙一奎、吴崑，清代的吴谦、叶天士、汪昂、吴澄、程钟龄、郑梅涧、程文囿等都在医学史上留下了浓墨重彩的一笔，甚至更多。

明代祁门名医汪机，幼年时就诵读经史，走科举之路，是祁门县邑的秀才，但因母亲患病且多年医治无效，于是潜心学医，后精通内科、外科、妇

科、儿科各科，救人无数，深受百姓爱戴。汪机在学术上成就斐然，撰写了《石山医案》《针灸问对》《运气易览》等十三种医学著作，首倡"新感温病"学说，对后世温病（属于疫病）学说发展有很大指导意义。临床治病重视脾胃，开"固本培元"之先河，为明代全国四大名医之一。

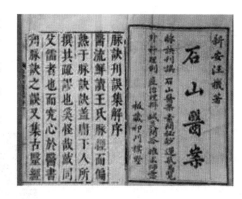

新安医家中有儒医群体，也有御医群体，据不完全统计，自宋至清，新安医家中有御医或医官74人，尤以明清最多，明代御医徐春甫，祁门人，幼时因体弱多病，师从祁门名医汪宦。徐春甫在京创办了全世界最早的医学学术团体——"一体堂宅仁医会"，并亲自制定了22条会规，要求医者以"仁"为本，做到诚信、恒德、忘利、恤贫，"善相劝，过相规，患难相济"，内存济世之心。徐春甫撰写的《古今医统大全》是一本医学全书，为后世中医学留下了珍贵的典籍资料。

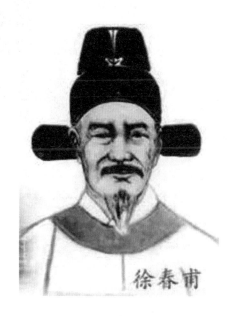

徐春甫

祁门人王琠（tiǎn），原为新安祁门当地单方草药郎中，因他聪颖好学，又精通学医，经常在皖南赣北等地游走行医，且遇到疑难杂症都有独到技术，效果明显，后又去北京行医。医技卓著的王琠很快名扬京城。嘉靖时期，一皇子腿痛而瘸，太医院束手无策，宦官中有人举荐王琠进宫为皇子医治。53岁的王琠奉诏入宫，给皇子悉心切脉，辨证用药，几天后便药到病除，安然无恙了。王琠如此高明的医术让嘉靖皇帝龙心大悦，亲自书写诏书封王琠为太医院直圣

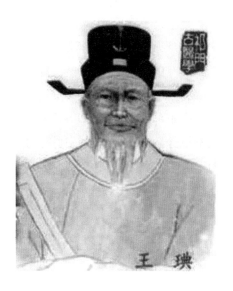

王琠

殿御医。王琠70岁告老还乡后，还受旨在故里历溪建造了"五凤楼"（为王氏宗祠祠堂），此楼如今还保留原址，昭示新安御医的辉煌历史。

御医里还有个人也要介绍一下。清代的新安名医吴谦，歙县人，也是弃儒学医，临床经验丰富，德艺双馨，《清史稿》将吴谦与江苏吴县张璐和江西南昌的喻昌并称为"清初医学三大家"。吴谦在太医院任职，屡屡治愈皇亲国戚的顽疾，乾隆帝对其十分赏识和器重，命吴谦等人编写一部综合性医学全书，吴谦等人耗时三年完成，乾隆看了十分满意并赐名《医宗金鉴》。此书一刊行就受到当时和后代中医界极高的赞誉，到现在还是医者必备的参考文献。

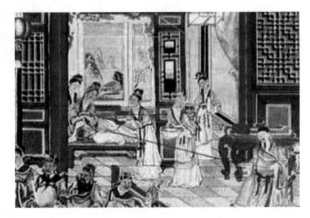

古时御医给宫中贵人诊疗

2020年的主题词里少不了"新冠肺炎疫情"，包括最近国内疫情又变得严峻，在这里建议大家做好疫情防控，不可疏忽大意。新安地区历史上暴发过几次大规模的疫情，新安医家在此也有独到的应对之法和系统的医学理论。叶天士，祖籍歙县蓝田，随祖父迁居苏州，但他和徽商来往甚密，并在药业和木刻专著上得到徽商的大力支持。叶天士师承父亲叶朝采，后又拜访不同名医学习，医道大进，通晓杂病，在温病学上贡献最大，主张温病与伤寒分论，又创立卫气营血辨证，是清代温病四大家之一。温病就是传染病的一种。黄山市新冠肺炎中医药防治方案中就借鉴应用了叶天士对于疫病的治疗原则——"倡急治、重防变、贵透泄"，取得了很好的效果。

民国以来，新安医学虽有衰落，但仍有许多医家熠熠闪光。"新安王氏医学"王仲奇（1881—1945）是民国四大名医之一，被誉为"沪上名医"；上海中医药大学（上海中医学院）首任院长程门雪，仁心救人且精心育人，为祖国医学教育事业做出很大贡献。近现代以来有王任之、方乾九、王乐匋、方建光、吴锦洪、杨以阶、胡翘武、程道南、李济仁等一批名家继往开来，传承新安医学治病之术，发扬新安医家仁者风范。

再来说说医著部分，有"800多部医著"的新安医学，其学术研究价值极高。徽州（晋武帝时期为新安，后又多有变化，在宋徽宗时期改歙州为徽州）地区山明水秀，历史上少有战乱，经济繁荣、文化发达，文风昌盛，人文荟萃，有"东南邹鲁"之称。宋朝以来，弃儒从医或医儒兼通之人众多，形成新安医学庞大的儒医群体。

徽州为程朱故里，理学兴盛，文人多主张格物致知，尤其爱好著书立说。新安医家撰写了大量医学典籍，许多著作开创了中医学历史之最。之前介绍北宋的张杲所著《医说》是我国最早的医史传记，这本书初稿编成时张杲才34岁，正值壮年，而直到36年后，张杲晚年方定稿刊印。《医说》还传到日本和朝鲜，几次刊印，对两国医学影响甚大。歙县名医江瓘所著的《名医类案》，是我国第一部总结和研究明代以前中医医案类著作，此书所辑资料忠于原始资料，囊括历代内外妇儿五官及传染病等多种疾病的临床治疗经验，为历代医家所推崇；歙县吴崐的《医方考》，则是我国第一部注释中医方剂的著作，出版后，连续刊印十多次，并传至朝鲜和日本，掀起了研究吴氏方书的热潮，在中医方剂学研究中占有突出地位；清代歙县郑宏纲（梅涧）所著的《重楼玉钥》，为中医第一部喉科专著，为治疗白喉奠定了理论基础，郑氏之"养阴清肺汤"治疗白喉法领先世界，1901年德国科学家冯贝林发明抗毒血清治疗白喉而获得诺贝尔医学奖，这比郑梅涧已经晚了一个世纪了。

中医"全国十大医学全书"中有三部出自新安医家，分别是明代徐春甫所著的《古今医统大全》、清代吴谦著的《医宗金鉴》和程杏轩著的《医述》。

明代陈嘉谟的《本草蒙筌》，结合了前人本草著述，首次刊行比《本草纲目》早约30年，且很多地方被《本草纲目》和《炮炙大法》全文引用；还有孙一奎的《赤水玄珠》、清代汪昂的《汤头歌诀》《本草备要》、程国彭的《医学心悟》、吴澄的《不居集》、叶天士的《临证指南医案》等，均是临证习医的必备参考书，被中医药高等院校编入教材，对中医药学术发展有极大的贡献。目

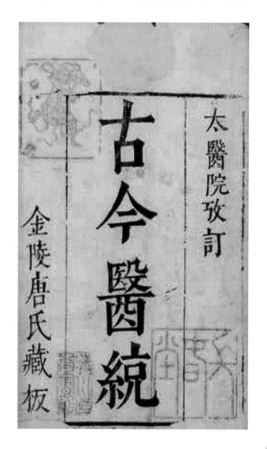

前数据显示，东传日本和朝鲜的新安医籍有34种，除了前面提到的《医说》和《医方考》，从唐朝到清朝，历代都有新安医籍在日本和朝鲜流传，或刊本，或刻本，或抄本，为中医药学乃至传统医学发展做出了巨大贡献。

程玠与《松厓医径》

程玠（具体生卒年月不详），字
文玉又字松崖（或作厓），号丹崖，
新安古歙县（今安徽歙县）富堨乡槐
塘村人，明朝成化甲辰（1484）考中
进士，官至观户部政，曾作为钦差奉
使江南。程玠少时勤研儒术和医学，
医儒并精，兼通占卜星历等杂学。因
儒学功底渊深，公余精研医学，著述
颇丰，有《松厓医径》《简明眼科学》
《脉法指明》《医论集粹》《眼科易
知录》《眼科秘方》《眼科宝籍》《眼
科应验良方》等存世。他在眼科方面
的成就尤为突出，是新安医学长河里
集眼科大成的一代名医，在中医眼科
史上举足轻重。

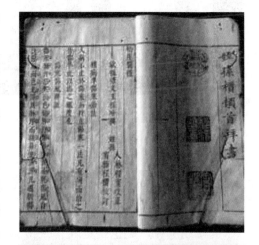

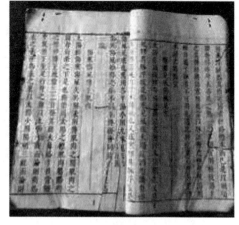

程氏钻研《伤寒杂病论》也颇有
心得，临床诊治均宗仲景之旨，提出
"杂病准伤寒治法"的观点，认为古
人之方虽为一病而设，亦可数处兼用。
如：四君子汤可以补气，可以调气，
可以降气，凡涉于气证者皆可用之；四物汤可以补血，可以调血，又可止血，
凡涉及血证者皆可用之。又宗前贤"肝肾同归于一治"之说，阐述"心肺亦

当同归一治"之论，均可开惠后学。程氏深究脉学，多有发挥，尝谓："治病之要，不过切脉辨证处治三者而已，三者之中，又以切脉为先。"故将五脏及命门分为六图，各以脏腑附之，俱分浮中沉三候，浮沉之中又分迟数平，迟数之中又分虚实冷热，举其要而括为图说，各具其证与方药。所录皆常用之方，每可互通，且颇多藏之不予示人的秘传效方，可资临床参考和借鉴。

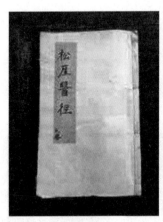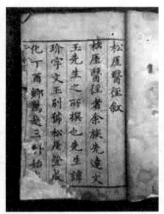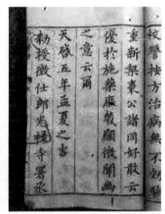

《松厓医径》全书共四卷，分为前、后二集，前集论述伤寒及伤寒诸证、六经分属病证、五脏和命门脉证，并附治病合用药方165首，包括汤类、饮煎类、散类、丸类等。后集分述内科杂病，兼及外科、妇科、儿科、目齿等病证证治，是一部综合性著作。

《松厓医径》确也是程氏毕生得意之作，内容涉及内外妇儿等临床各科，尤重伤寒诸证及内科杂病的诊治。其治疗伤寒、杂病均法宗仲景，书中提出"杂病准伤寒治法"的观点，并将各脏脉证举要括为图说，各具证治，且收录、创制了不少秘传良药验方，临床施治效果很好，在理论和实践上对后世医学做出了重要贡献。

该书最早的刻本为明万历二十八年庚子（1600）刻本（简称万历本），另有明天启五年乙丑（1625）程樱校刻杰（简称天启本）、明刻本等，其后的清康熙九年庚戌（1670）刻本及清雍正抄本等多为残本，内容多有缺失。

首次提出中药炮制原则的明朝祁门医学家——陈嘉谟

　　祁门明代医药学家陈嘉谟，字廷采，号月朋，西乡石墅（今安徽祁门二都）人，精研医学，尤精本草，著有《医学指南》和《本草蒙筌》二书。后者是陈嘉谟的重要著作，书名"蒙筌"，乃旨为童蒙而作。此书本是陈嘉谟用来教授弟子的本草讲稿，共12卷，收载药物742味，系统记述各类药材的产地、采集、贮藏、真伪鉴别、加工炮制、配伍禁忌、七方十剂和服用方法等，并按草（上、中、下）、谷、菜、果、石、兽、禽、虫、鱼、人十部分类，其中447种药材有附图，具有消食功能的鸡内金、行气止痛的青木香、止血散热的血余炭等，均首见于此书。该书内容不少是采用韵语对仗写成，便于记诵。

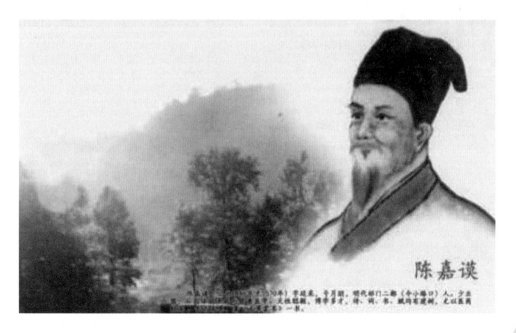

《本草蒙筌》对后代中药炮制的发展产生了较大影响，陈嘉谟对加入辅料炮制药物所起的作用做了明确的论述，除了介绍古代及当代经验外，还常提出自己的独创见解。一些宝贵经验在李时珍的《本草纲目》、缪希雍的《炮炙大法》中均被全文辑入。

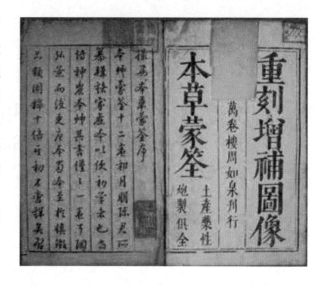

中药炮制是否得法，直接影响中药的临床疗效，陈嘉谟第一次在理论上提出了炮制原则："凡药制造贵在适中，不及则功效难求，太过则气味反失。"火候是中药炮制领域中核心的基础理论之一，他总结前人用火经验，吸取当地烹调用火方式，首倡"紧火"的运用，紧火者，即持续猛烈之明火。明代以前对中药炮炙方法分类的资料比较缺乏。为了便于掌握运用各种炮制方法，陈嘉谟把炮制方法做了概括性的归纳，提出了三类方法："火制四：有煅、有炮、有炙、有炒之不同；水制三：或渍、或泡、或洗之弗等；水火共制造者，若蒸、若煮，而有二焉，余外制虽多端，总不离此二者。"这就是中药炮制方法分类的开始。《本草蒙筌》对后代中医中药事业有很大影响，李时珍评价此书"名曰蒙筌，诚称其实"，陈嘉谟也因此书被称之为古代著名药物学家。

徽州医籍刻书名家——吴勉学父子

吴勉学，字肖愚，号师古，明代隆庆、万历间新安歙县平南乡（西溪南）人，为明代著名刻书家、藏书家。以"师古斋"为刻书堂号。世代经商，官光禄署丞。后弃官专事刻书，为明隆庆、万历间徽州府著名刻坊"师古斋"主人。吴氏生平最喜搜集庋藏典籍，史称其"博学多识，家富藏书"，一生致力于藏书和刊刻图书事业。

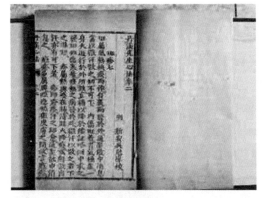

吴勉学，博学好古，亦有著述，如《对类考注》《师古斋汇聚简便方》等。吴氏以刻书著称于世，所刻之书内容广泛，经、史、子、集、医丛书类书并重。

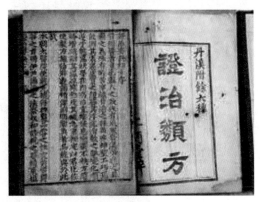

其子吴中珩（字延美），克承父志，专一于刻书，亦为明时著名刻书家。其父子的"师古斋"刻坊直至清康熙间仍在刻书。吴氏父子所刻书总数超过300种，逾3000卷。特别在校刻医学典籍上贡献最大。

清·赵吉士（休宁人）在《寄园寄所寄》卷十一记：歙吴勉学，广刻医书，因而获利。乃搜古今典籍，并为梓之，刻资费及十万。吴氏凭借富厚家资与

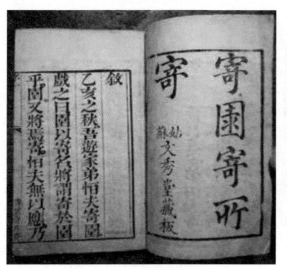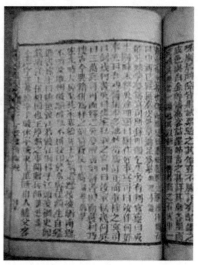

宏富藏书，整理校刻经史子集及医学古籍数百种。其刻书皆仇校精审，版式划一，多精善本，为书林珍视。

所刻之书，除了版本精良、印刷古朴外，大多是古籍善本和流传罕见之本，且医学图书有相当的比例，为藏书家、版本学家所重，世称"吴勉学本"，为"徽派刻书家"的杰出代表之一。

附：

吴勉学校刻部分医学书目

校定《脉诀指掌病式图说》一卷

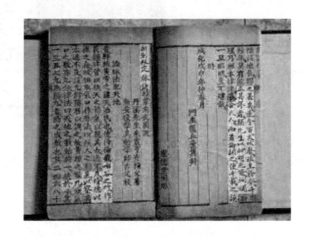

《外科精义》二卷

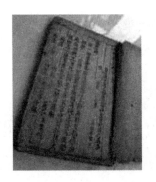

《医经溯洄集》一卷

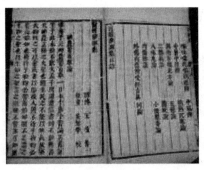

《医学发明》一卷

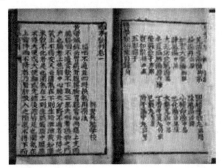

《秘传证治要诀》十二卷

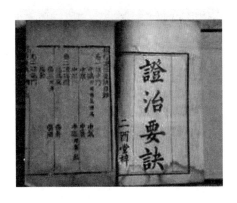

《证治要诀类方》四卷

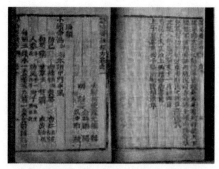

《丹溪先生心法》五卷，附录一卷

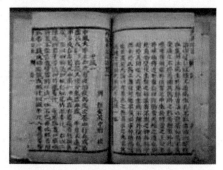

《活法机要》一卷

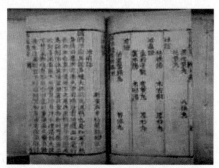

《金匮钩玄》三卷

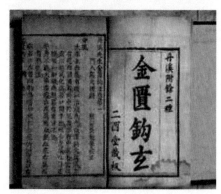

《脉经》是中医脉学著作。西晋·太医令王叔和撰于公元三世纪，是我国现存最早的脉学专著，全书共分十卷、九十八篇。阐述脉象24种并论述脏腑、经络、病证、治则、预后等。此本前有林亿，王叔和序，为明万历二十九年（1601）新安吴勉学翻刻宋板。

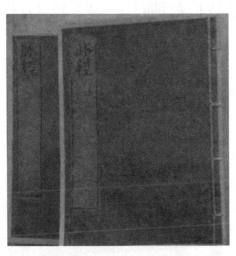

《新刻性理大全书》七十卷

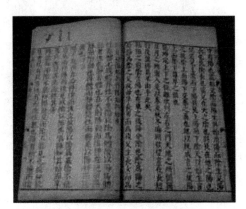

清代婺源江考卿与《江氏伤科方书》

　　江考卿（约1770—1845），字国兴，清代婺源县清华人。著《江氏伤科方书》，又名《江氏伤科学》。该书是其代表作，以家藏《少林寺伤科秘方》为底本，结合自己的临床经验，整理而成。江考卿生详细卒年代不详，据书中按语"江先生乳名祥，号瑞屏，住婺源北乡清华街双河头，道光庚子年已七旬，善于跌打"可知，道光庚子年（1840）江氏已年70岁。据此推算，江氏应出生在公元1770年间。至于江氏何时去世，尚不可考。但据按语可以肯定，道光庚子年（1840）江氏仍健在，其寿应过70岁。

　　江氏为晚清伤科医家，学术上宗少林伤科，先辨穴位伤、辨脏腑伤，然后施以不同治法，精

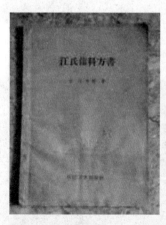
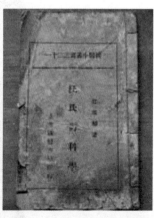
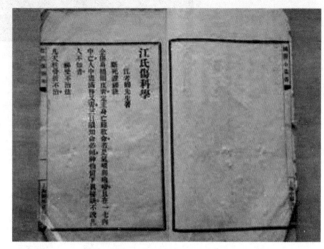

于诊疗跌打损伤。其治伤多有个人特色。如"有某人从高树颠坠下，头重倚胸，卿为设坐瓮中，以布系颌，候坐定，突蹋瓮倾，其人惊，极力后撼，头遂复原。"江氏除了精于跌打损伤，还精于外科，"佴某溺管阻塞，每溺必以竹丝导之，始滴数点，痛不可忍，考卿治敷麻药，割茎去其渣滓而缝之，数日即愈。"又有"某患痰迷者，自割肾囊而晕倒，卿重割去其碎者，敷以药，愈后一肾仍生育。"从上述几则案例可见，江氏医技超群，确有起死回生之功。

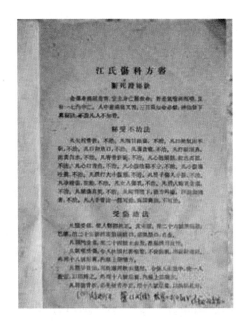

《江氏伤科方书》虽薄薄一册，但内容丰富。其书主要有：断死症秘诀，秘授不治法，受伤治法，通用方，秘传方及金氏附录验方等六部分组成。

1.首重诊断、精于辨伤

《江氏伤科方书》开篇就是"断死症秘诀"和"秘授不治法"。可见江氏尤注重伤科诊断，其在书中详细描述了各种死症及19种跌损不治之症。江氏还通过骨擦音来细辨伤损之处，"凡打伤跌肿，肉中之骨不知碎而不碎，医人以手轻轻摸肿处。若有声者，其骨已碎。"另外还有凡伤大肠"伤破目难看见，用好酒一杯，令伤者饮下，即使人嗅伤。如若有酒气，其肠已破，难以救治。"从上可见江氏重视伤科诊断，精于折伤辨证。

2.谙熟穴道、辨穴论治

江氏在异远真人《跌损妙方》六十五穴基础上又加以扩充，总结经验。在"受伤治法"中首先提出"三十六致命大穴"，"凡人周身一百零八穴，小穴七十二处，大穴三十六处。"并详细罗列了三十六大穴位置及大穴打

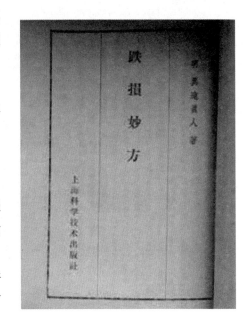

伤后的症状和治疗时加减用药的方法。江氏先详细阐明大穴部位，如"头顶心名为元宫穴"；"左乳上一寸三分名上气穴"；"左乳下一分名中气穴"；"左乳下一寸四分名下气穴"等，足见江氏对三十六大穴了然于胸，辨穴之精已在分毫之间。接着江氏按穴辨伤，如"心中名黑虎偷心穴，打中者立刻眼目昏花，人事不省，拳回气绝"；又如"尾梢尽下一寸，名海底穴，打中者，七日死"；再如"两腰眼中左边名肾经穴，打中者三日大哭而死……右边名命门穴，打中者日时而死。"再以"十三味加减汤"为基本方临证加减，并配合七厘散、夺命丹、紫金丹进行跌损治疗。如"两腿中同名鹤口穴，打中者一季而死。先用加减汤，加牛膝一钱，苡仁一钱，次用紫金丹二三服"；又如"左右脚板中同名涌泉穴，打中者，十四个月死，先用加减汤，加牛膝一钱，宣木瓜一钱，次用夺命丹二三服"；可见江氏按穴治伤尤重加减，"唯加减方中所加二味零药不可错误，切宜紧记。"诚如其所说："指明受伤之法，然而药虽无大异，不过加减汤及七厘散、夺命、紫金等药。"江氏临证用药细致入微，确实称得上是一位临床经验丰富的伤科大家。

3.分部用药、善用药引

江氏治疗跌打损伤还常常把人体分为上中下三个部分，以"照伤何部，即用何部药方"为用方原则。比如，用蔓荆散治疗上部眼目伤，用杜仲散治疗中部腰痛伤，用车前散治疗下部二便闭。此种治疗方法在《江氏伤科方书》中屡见不鲜。江氏还善用药引治疗损伤。如脑头引川芎、白芷；咽喉引玄胡、桔梗；胸前引枳壳、厚朴；腰上引杜仲、小茴等共21种药引用法。其用药丝丝入扣，组方杂而不乱，紧扣症状，实有奇效。

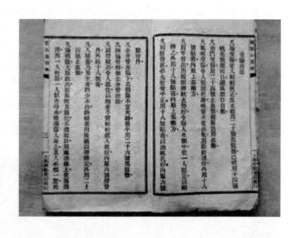

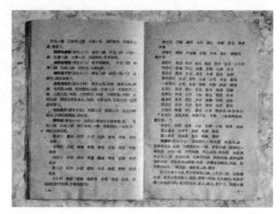

4.精于外科、麻药接骨

江氏不光长于伤科，还精通外科。如"气喉受伤，令人扶头，托凑喉管，不使出气，用银针连好，外用十八号贴膏，内服上部药方"；"凡伤破腹，大肠跌出……托肠入即随惊送入，再用银针连好，先敷二十四号止血散，后用十八号贴膏。"可见江氏已熟练掌握了外科手术缝合的方法。此外江氏还用一种"八厘宝麻药"来进行骨移植手术，如"凡人骨跌出内外折肉中，用二十号宝麻药一服，再将肉破开，取骨整换，用二十四号止血散，

十八号贴膏，外以笋箬包好，内服六号接骨丹"。又如"先用二十号宝麻药一服，然后割开……又用二十号宝麻药一服，再取骨出。若骨碎甚，即以别骨填接。"这是我国已知的最有说服力的骨移植手术。至于此处"别骨"是来自伤者自身还是来自异体已不可考。但无论如何《江氏伤科方书》保存了极宝贵的古代骨移植的文献资料。

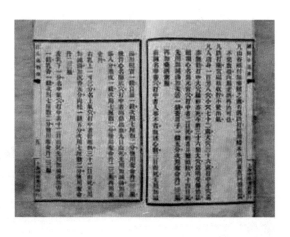

5.治伤奇巧、忌用暴力

江氏治伤亦常有奇巧妙法。如"凡伤破腹，大肠跌出，被风吹其肠干，不能收口，用麻油擦上，使肠润泽，用一人托肠，一人默含冷水，喷泼伤人身上，其人必然一惊，托肠人即随惊送入。"这种"惊吓疗法"可谓别出心裁，独具匠心。避免了用暴力把大肠纳回腹中时给伤者造成的更大痛苦。江氏主

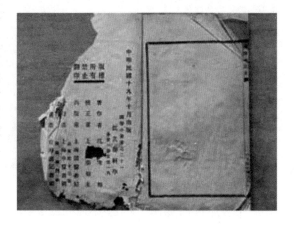

张复位手法要轻灵为要，"凡脑受伤，使人轻轻扶正"，"凡肩臂脱出，令人抵住以抱着手臂，轻轻送入故位"。江氏治伤一生，但并不墨守成规，拘泥古法，真正达到了"法之所施，使人不知其所苦"的出神入化的境界。

儒而通医的新安医家俞正燮

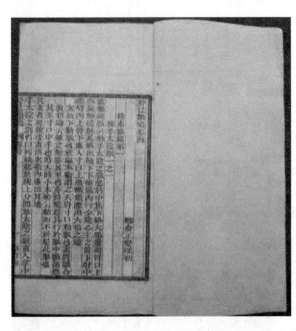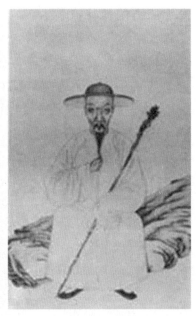

在徽州儒而通医，儒医并行的新安医家较多，黟县的俞正燮就是其中之一。

俞正燮（1775—1840），清代学者，思想家。字理初，新安黟县人。生于清高宗乾隆四十年九月七日，卒于宣宗道光二十年四月十二日，享年六十六岁。道光元年举人，毕业治学，晚年主讲江宁惜阴书院，于史学、天文、医学均颇有研究。

俞正燮一生"闭户著书，寡交游"，勤于著述，硕果累累，不过因他是一介寒儒，诸多文稿却无力自行结集出版，只是到他五十九岁时，由其房师

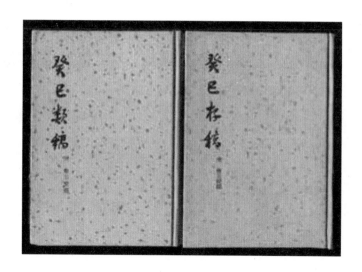

王藻商诸及门孔继勋、邱景湘、吴林光，醵金付雕而成，"厘其校正者十五卷为正集，余为外集，以俟续梓。题为《癸巳类稿》，明是编之辑成于癸巳也"（229页）。而另一部《癸巳存稿》十五卷，则是"及《类稿》既竣，卖其书稍有余货，乃觅钞胥，为写未刻之稿"（230页），且在俞正燮逝后七年由其友人张穆等捐资刻印成书。这两部书，真可谓是俞正燮一生心力交瘁之作。

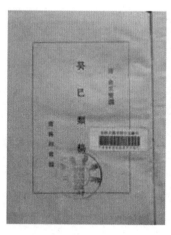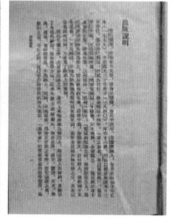

　　据1957年商务印书馆出版《癸巳类稿》的出版说明介绍："俞氏上承他的乡先辈江永、戴震诸人的余绪，并扩展了考据的范围。他的治学方向，除毕生致力于经义外，对于史学、诸子、医理、天文、释典、道藏，也研精覃思，不遗余力。《类稿》《存稿》两书，为俞氏学问之荟萃，从它论证之广、征引之富、考订之精，可以看出他学问的博大渊深，'汉学家'的实事求是的治学态度，他是当之无愧的。"

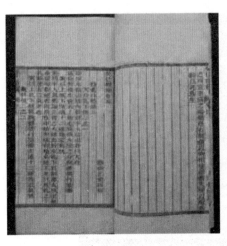
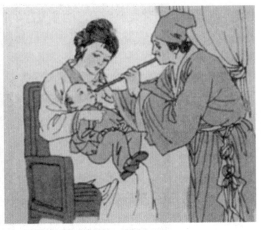

俞正燮在《癸巳类稿》卷四至卷六中，编入《持素脉篇》《持素持篇》《持素证篇》《持素目录序》四篇。此书乃采撷《黄帝内经素问》相关经脉理论条文并予以考释，条理分明，纠正差错，阐明医理。

古代天花是一种危害性非常大的传染病，同时在东西方流行，但是在西方尤重。16世纪、17世纪、18世纪三个世纪，在欧洲，因为天花传染病，欧洲大陆死亡的病者超过6000万人，而同期，欧洲人口总数不到1亿人。后来，欧洲人在大航海时期，又故意把沾满天花病毒的衣物送给美洲的土著印第安人，导致整个美洲大陆的土著几乎灭绝。

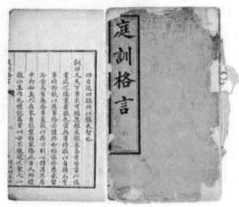

康熙二十一年（1682）时，康熙皇帝曾下令各地种痘，《庭训格言》写道："训曰：国初人多畏出痘，至朕得种痘方，诸子女及尔等子女，皆以种痘得无恙。今边外四十九旗及喀尔喀诸藩，俱命种痘；凡所种皆得善愈。尝记初种时，年老人尚以为怪，朕坚意为之，遂全此千万人之生者，岂偶然耶？"这是中国也是全世界最早的集体性防疫，比欧洲发现牛痘早114年。

康熙在皇子们中开始种痘试验。自康熙二十年以后出生的20位皇子有17位健康长大——而此前的15位皇子长大成年的仅有7位。随着种痘法在宫中的成功，康熙帝开始了大规模地推行天花预防工作，把它从宫中推广到八旗百姓，直至漠南、漠北、蒙古大草原等北方边境。此后的一百多年里，宫中很少再传出关于天花的消息。

俞正燮就在《癸巳存稿》详细记载了："康熙二十七年（1688）俄罗斯遣人至中国学痘医"。后经俄国又传至土耳其和北欧。公元1717年，英国驻土耳其公使蒙塔古夫人在君士坦丁堡学得种痘法，随后欧洲各国和印度也试行接种人痘。

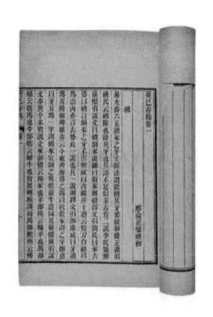

而欧洲人，则是到了1796年，在中国种痘的基础上，英国乡村医生爱德华·詹纳发现了一种危险性更小的接种方法。他成功地给一个8岁的男孩注射了牛痘，这才通过接种牛痘开始了天花的治疗。

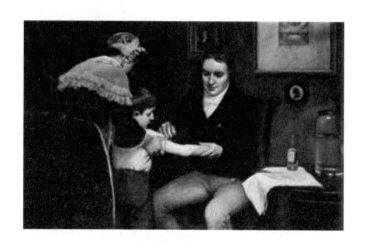

因此，从这个角度来看，应该说，以种痘的方式防治乃至今天消灭了天花病毒，最重要的功劳进一步说明功在于中医，而非西医。

清末祁门许毓人医话故事

许毓人（1829-1911），字良溪，清末祁门人，祖居祁城北郊许家坦（今属祁山镇），后迁居城里。许毓人出身医家，曾家藏医书数百卷。幼年笃志学医，勤奋颖悟，孜孜不倦，于《黄帝内经》《难经》《伤寒杂病论》《神农本草经》《石山医案》《脉诀刊误集解》无不精研，医术精湛，对痨瘵、气厥、疫痢、血崩诸症，均以轻灵取胜，在祁城素有"本症高手许毓人"之誉。许毓人在城内开设瑞芝堂药店，以药扶病济危。下面把许毓人的医话故事片断做一下介绍：

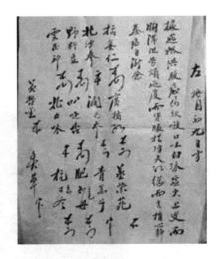

一、学医前后

许毓人十五岁时在祁城儒学读完"四书"，突然大病一场，经过许多医生施治，一年之后，方才痊愈。他父亲爱子心切，劝他继续读完"五经"。他拿起笔写了个正楷的"医"字，对父亲说："你常说，轩岐之术，是一门高尚职业。但是学医很不容易，你看，'矢'是志也，把一生的

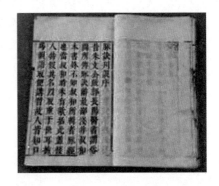

志愿放在'醫'里面；'殳'是兵器也，行医如布阵，用药如用兵；'酉'表日落之时，为医者不能随日落而告休……"父亲听了儿子一通立志学医的话以后，便不勉强他继续读儒家经典。许氏从十六岁开始学医，孜孜不倦，先后读完了《黄帝内经》《难经》《伤寒杂病论》《神农本草经》《濒湖脉学》《汤头歌诀》等。他二十三岁正式

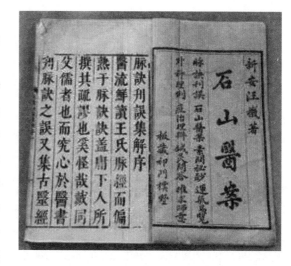

为人治病，临证中常常借鉴金元四大家的学说，尤其是明代本县名医汪机的《石山医案》。他把这本书抄成袖珍本，随身携带，施用于临床。

二、扶病济危

景德镇某瓷窑有一位王师傅，吐血烧咳，十年不愈，屡治无效。喜闻祁门许先生"补虚有方"，由其弟陪同来祁治疗。兄弟俩乘船到塔坊，步行来县，不料行至柯岭之下，所带五十块银圆被劫一空。许氏察知其情，除安置他俩食宿外，还用银耳等贵重药品，尽力为之治疗。两个月后，其弟回家借钱来结账，许氏只收了他们三元钱的房费和伙食费，并风趣地说："一点不收，你也过意不去，既然你去借债还债，不如欠我的债好。"许氏与王某非亲非故，免费为其悉心治疗，

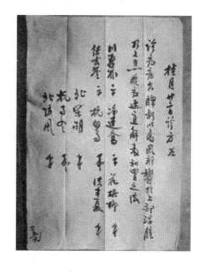

充分体现了"聆病者之呻吟，常如己饥己溺"的人道主义精神。

三、身体力行

乡下万某，因两腿红肿，疼痛难忍。一乡医用外治法，结果湿毒上攻，病情加剧，肚大如鼓。这位乡医急得六神无主，护送病者来城请许氏诊治。

许氏诊断后，开了一张药方，用的是桂枝、香橼皮、木通、海金沙、枳壳等，并嘱吞服通关丸。诊后，许氏对这位乡医诙谐地说："你先治其病如在前方战斗，我后治其病如在后方支援，今增兵给你，一鼓作气，必将势如破竹矣！"果然，两剂中药，病情大为好转。这位乡医看到许氏室内悬挂的一幅医家座右铭："毋炫之长，勿攻人之短，心欲细而胆欲大，智欲圆而行欲方。"感动地说："先生确实身体力行，可敬！可敬！"

四、消除门户之见

清末时期，祁门医界有两派之分。一是以姚仲南为首的温热派，即"标症"，二是以许毓人为核心的补虚派，即"本症"。两氏均住在城里，又都誉满四乡，诊务都很繁忙。俗语说：同行必妒。在这种情况下，两派原本容易产生门户之见，可是他们两家都相处得很好。许氏开的"瑞芝堂"药店，有二十多名雇员、百多年历史。许氏当时虽有名人的支持，但他从不以此自居，对姚仲南治急兹，十拿九稳，深感敬佩。姚曾两次想迁回南京，都被许氏劝阻，并为其在西街买了屋。姚称许氏曰"世兄"，马如春随师称许氏曰"师伯"。姚氏诊室所挂的医家座右铭条幅，据说是许毓人的手笔，可见他们之间相敬相让，实为后人的楷模。

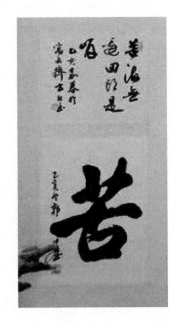

祁门倪望重与医书《增订治疗汇要》

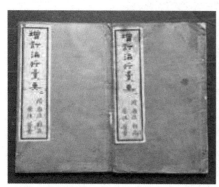
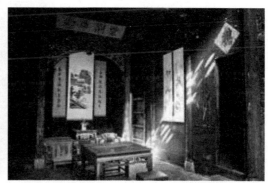

倪望重（1834—1904），号愚山，安徽省祁门县西乡渚口村人。幼年聪颖好学，刻苦攻读，逢考屡摘其冠。1873（同治十二年）乡试中举，翌年联登进士，历任浙江分水（属桐庐县）、淳安、诸暨、黄岩、临海知县，四任浙江乡试同考官。

倪望重曾于舜溪汪村"芥舟山书馆"坐学三载，该村民风朴实，尊师重教，1873年（同治十二年）乡试中举，倪望重准备参加进士，但经济拮据，乡村募捐，为其筹足盘缠，翌年考取进士，后历任浙江分水（属桐庐县）、淳安、诸暨、黄岩、临海知县，

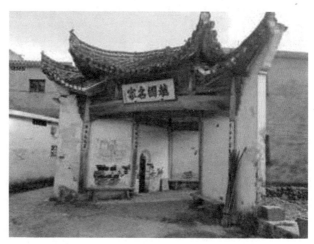

并四任浙江乡试同考官。后舜溪汪氏续编《舜溪汪氏宗谱》，倪望重为表达感恩，留诗三首。

倪望重在任期间，当地乡中之人十人九疔，他发现多人采用手抄本医书无锡县八士桥人过铸编的《治疗汇要》治疗疔疮，每获良效。于是联合休宁宁本瑜点校。校正错讹之处后，命名为《增订治疗汇要》出版。

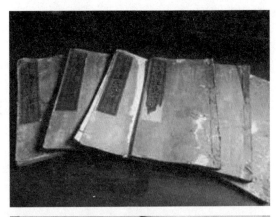

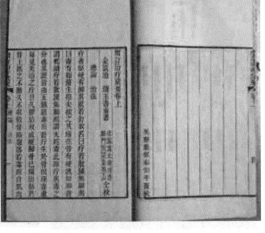

[备注：无锡县八士桥人过铸，字玉书，生于清道光十九年（1839）。少时学习中医内科，年长因逢兵乱，避难江北，在泰州行医数年。后复归乡里。因其右手食指患疔证，求医无效，终致食指残废。过了数年，中指又患疔疮，因怕指再废，乃搜求治疗秘方，并自治而愈，于是专事外科数十年。对治疗尤专，且疗效显著，名重锡地。过铸中举后，曾在浙江做官较久，所到之处，都有政声，兼有医名。初为温州司榷，升放潜（今属临安）知县，调任德清县宰，与同道常州孟河马培之、青浦陈莲肪时相过从。他曾治愈过几例"脱疽"的患者。患此症者一指脱落，继而逐节皆然，至臂而死。《东医宝鉴》谓之"脱骨疔"。说在指则截之，在肉则割之。而他治愈数人均未用截法，令人叹服。他公余研究医理，至老不倦。在任德清县宰时，考虑疔症最险，向无专书，宋人"急救仙方"亦多

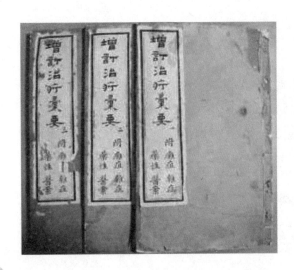

略而未备，于是汇集平日经验诸方，编成《治疗汇要》（又称《治疗大全》）3卷。]

倪望重生活中擅长书法，酷爱读书，家中藏书150余柜，多为宋、元旧本。建求我斋书室，著有《求我斋全集》，中分文集、诗集、笔记、祁门县志补、祁谚考、谕民纪要、锦城记略、锦城诗存暨外集、图书目录10种，还点校婺源汪双池《戊笈谈兵》10卷、《读读书录》2卷、《读困知录》3卷。

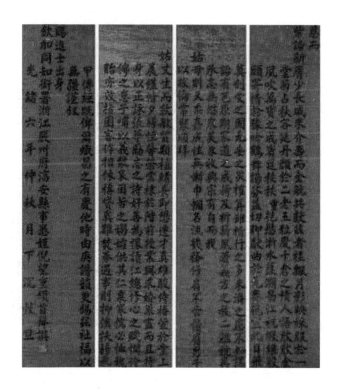

近代黟县名中医胡剑华及医案赏析

胡剑华，字子玉（1878—1947），黟县
西递人，明经胡氏二十九世祖，新安医学学
派名中医。早年行医行上海、南昌等地，后
定居于景德镇继续行医。

他曾多次在《中华医学报》上发表专题
论文，并撰有《伤寒论新注》四卷，于民国
十九年七月（1930年7月）上海宏大书局铅
印出版发行，并由国民党元老于右任先生亲
自题写书名。现将我国近代著名中医药学家
何廉臣所著《全国名医验案类编》中收录的
胡剑华二则医案赏析介绍如下：

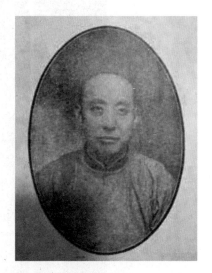

一、风温夹食案

病者汪瑞庭，年三十八岁，某厂机师，
住景德镇。

原因：夏历八月，酷热异常，初受风热
而不觉。于八月十七日傍赴筵，嗜酒狂饮，
多食油腻，夜深回家，觉渴甚，食生菜服一枚，
迨东方将白之时，自觉右胁疼痛，发热恶风
矣。

证候：头痛身热，自汗恶风，怕寒胁痛，

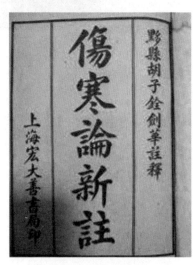

先在右肋，继移左肋，背亦隐痛，渴嗜冷饮，咳剧心烦，痰浓而黏。

诊断：脉数而尺肤热，舌中间靠右边一条黄腻而润。合参脉证，断为太阴风温而兼食滞。此《黄帝内经》刺热篇所云："肺热病者，先淅然厥，起毫毛，恶风寒，舌上黄，身热，热争则喘咳，痛走胸膺背，不得太息，头痛不堪，汗出恶寒"也。

疗法：凡太阴风温，先宜轻宣清解，故用连翘、片芩、蝉蜕、豆豉为君；因其肺有疾热，复投栀子、牛蒡、杏仁清肺行痰为臣；兼有积滞，故用蔻仁、厚朴、陈皮、莱菔子宽中行滞为佐；又有肋痛彻背，故以白芍、甘草、延胡和血止痛为使。

处方：净连翘钱半、淡豆豉二钱（炒）、莱菔子八分（炒）、甘草三分、淡黄芩钱半、焦栀子一钱、苦杏仁二钱、川厚朴八分、陈皮一钱、延胡索二钱、净蝉蜕一钱、白蔻仁六分（冲）、生白芍四钱。

复方：净连翘钱半、苦桔梗一钱、焦栀子一钱、淡黄芩钱半、川贝二钱、苦杏仁三钱、白茅根五钱、生甘草三分、牛蒡子二钱（炒）、银花二钱、栝蒌仁四钱（杵）、蝉蜕壳七分、淡竹沥两瓢（冲）。

效果：服初诊方四剂后，诸证皆减。唯咳痰甚难，非三四声不能咳出，其痰甚浓，色白带黄，每逢咳时，牵动左肋作痛，接复诊方三剂痊愈。

何廉臣按：消解消导，自是正治，方亦从叶法脱化，诊断引经证医，足见学有根底。

赏析：本病案患者初受风热，又嗜酒食肥甘厚味，加生食莱菔而致外感风热，内生痰饮，故见头痛身热，自汗恶风，怕寒肋痛，渴嗜冷饮，咳剧心烦，痰浓而黏，此为风温夹湿者也。《黄帝内经》云："肺热病者，先淅然厥，起毫毛，恶风寒，舌上黄，身热，热争则喘咳，痛走胸膺背，不得太息，头痛不堪，汗出而寒"，以清解消导之法，连翘、片芩、蝉蜕、豆豉轻宣消解，复又投栀子、牛蒡、杏仁清肺行痰，蔻仁、厚朴、陈皮、莱菔子宽中行滞，白芍、甘草、延胡索活血止痛，如此方可风止热退痰消，清代新安名医叶天士依据脾胃生理特性提出"脾宜升则健，胃宜降则和"，本医案属太阴风温，病位在太阴，当以太阴喜好调理之，清解消导，自是正法，方亦脱化于叶法，诊断引经证医，足见其学识根基深。

二、温疫发斑案

病者：孙云山，年三十一岁，酱园柜员，住景德镇。

病名：温疫发斑。

原因：夏历八月，斑症流行，平喜嗜酒，起居不慎，故易于传染。

证候：面部浮肿，四肢酥麻，恶寒发热，脊强无汗，口渴嗜茶，腹内不安，荐骨痛甚，斑发隐隐。

诊断：舌根淡黄少津，脉浮而数，浮为外越之象，数主高热之征，脉证合参，断为阳明热郁发斑之候。

疗法：斑宜外达，必汗先泄而斑随之出，故用麻杏甘石汤鼓其外出，仍虑力薄，复加防风，独活，助其发汗排泄之力也。

处方：净麻黄八分，防风一钱，生甘草六分，生石膏八钱，独活八分，苦杏仁二钱。

效果：服一刘，汗出而寒热退，二剂身痒斑出，三剂荐骨痛止，四剂痊愈。

何廉臣按：麻杏甘石汤开表清里，却为透发斑疹之良剂，惟时当夏月，麻黄宜易香薷，李氏时诊所谓夏月之用香薷，犹冬月之用麻黄也。仿其法，勿执其药，是亦化而裁之之妙用欤。

赏析：病起酷夏，外感暑热，平素嗜酒，内伏湿热，起居不慎，内外交攻，故而发病。温病上受，首先犯肺，邪热蕴结于肺，波及营血，可见斑发隐隐；肺通调水道功能失调，可见四肢浮肿，然病者仍有恶寒发热，脊强无汗，仍表证来去，邪热入里，法当开表清里，使汗出表解，斑疹自去，麻杏甘石汤开表清里，透发斑疹正为此剂。为加强发汗之功，特以麻杏甘石汤加防风，独活。而《药类法象》云：防风"治风通用。泻肺实，散头目中滞气，除上焦风邪"。清代黄元御《长沙药解》又云：防风"行经络，逐湿淫，通关节，止疼痛，舒筋脉，伸急挛，活肢节，起瘫痪，敛自汗、盗汗，断漏下、崩中"。此病案加之，甚为精妙，值得后人学习借鉴。

现代新安儿科名医李柳和

李柳和（1882—1977），安徽太平县人。今属安徽省黄山市。其父李锡臣，每年春季来屯溪一带为小儿放"神痘"即牛痘。后定居黎阳，专注儿科。李柳和继承父业，数年后，名声大噪，为屯溪著名儿科医生。

清末民国初年，屯溪名中医李锡臣先生受清初汪昂的学术思想影响而自学有成。李老先生精于中医小儿科

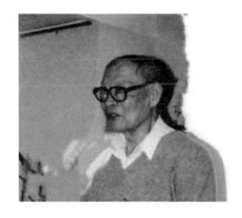

和内外科，对屯溪中医的兴起，起了承继的作用。李老先生将其精湛的医术，传给他的儿子李柳和先生，使其成为20世纪20年代至40年代屯溪最有名的中医之一。20世纪20年代初，由于汪昂的"汤头歌三百首"对中医界的影响甚大。中医开业者日多。当时中医开业都是以"医寓"的形式出现的。屯溪最有名的医寓有三家：黎阳李柳和医寓（儿科）、黎阳汪松友医寓、屯溪下街唐石英医寓。

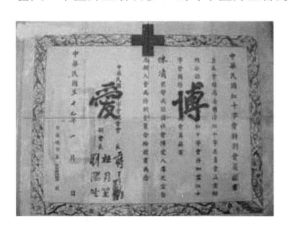

李柳和继承父亲的学术思想，擅长小儿疳积、急慢惊风、麻疹等疾。他认为小儿病疾，多为食伤或虫患。小儿脾胃娇嫩，饮不节，食易伤，疳积多为虫祟，虫扰脾胃致小儿淀食或怪癖。主

张明诊，对症下药，不守古训。民国初，一对农村夫妇，抱儿求医，途中，小儿牙关紧闭，口鼻青紫，已无气息。路人劝其速去李寓试诊。李见小儿面呈死色，全身厥冷，唯胸尚温。即用"通关散"喷鼻，片刻，喷嚏数下，起死回生。另孙打渔村一4岁女孩，面色白光有斑，不思饮食月余，脉细无力，口干腹胀，夜寐不宁。李柳和诊断为虫积，投药3剂痊愈。民国三十二年，3岁江姓男孩，因"麻闭"生命垂危，李投药一剂，午夜，麻疹通发到脚，次日明显好转，加服药几剂后痊愈。

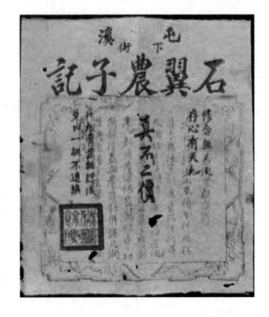

　　当时李柳和医寓门庭若市，患者随到随诊。晚年双目失明后，求医者仍络绎不绝，李柳和亲自切脉辨病，口述处方，由妻代笔，直到病逝，可以说李柳和一生为患者造福，死而后已。

清代祁门医家陈鸿猷与《管见医案》

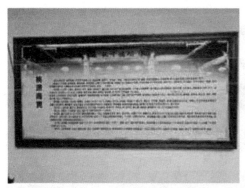
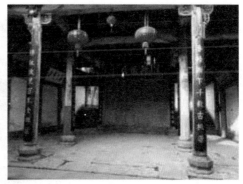

　　陈鸿猷，字长谷，安徽祁门西路桃源人，清代新安医家。他临证详慎周密，治病多从心肾入手，效果颇佳，其私淑张景岳，于温补之法颇有心得。晚年著《管见医案》，将其学术思想总结为"人身阴阳水火说"，认为"无病之人在上之火能降下，在下之水升于上，有病者则升者不生，降者不降焉"。心、肾之关系即上下阴阳水火之关系。通过结合作用于心肾二脏方药的分析，心肾相交的实质包括心肾阴阳互济互约、心血肾精同源互化及心神肾精互相为用。他认为须"戒劳欲忌妄事苦寒"，否则耗伤肾中元阳真火，坎中之阳不振，坎水失于上济制火，治法当调和心肾，心肾相交则病自愈。

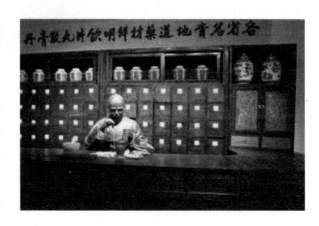

　　陈氏之人体阴阳水火论

述概源于《素问·阴阳应象大论》："阴阳者，天地之道也，万物之纲纪，变化之父母，生杀之本始，神明之府也。"其重视人体阴阳，临证论治参考《难经·七十五难》中"东方实，西方虚，泻南方，补北方"之论，使坎离交媾，龙虎回环，以达心肾相交。"人身阴阳水火说"运用在遣方用药、临床治疗上都有很好的效果，尤其是临床的应用价值更值得关注。"人身阴阳水火说"有助于我们拓宽治病思路，提高临证辨治能力。

　　他还说"人间无秘诀，丹方亿万验者稀"，此言对病急乱投医及偏信偏方等有一定的警示作用，正如其《医书传道说》所云："医道之书皆示活法，不着呆相，呆相视之皆庸流，活法视之则传道矣，病万变药亦万变……"五脏不会说话，但臣服于学力之深及临床之"活法"，这也无法言传，只能靠意会！

　　清代新安固本培元派医家均宗"参芪术佐姜附"的用药方法，而温补扶阳之意更为明显。陈氏尤为推崇张景岳之说，所著《管见医案》温补治案颇多，如"治气虚外感、产后发热"案，前医以清凉误治而致元气大虚，浮阳越于外，其用十全大补汤加附子温补气血，转危为安。这也符合新安医家在处理阴阳失调的具体手段上，强调"扶阳益阴"，即使是阴阳两虚的病证，也倡温阳补气为先，仿"阳生阴长"之意。

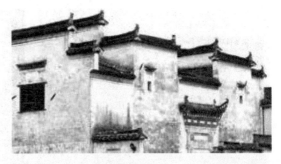

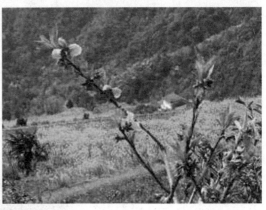

　　"人身阴阳水火说"是陈氏将行医四十余年经验汇集而成，是其学术观点的集中体现。"在上之火能降下，在下之水升于上"则人无病，故治法当从调和心肾。陈氏精于医理，治验颇丰，审脉处方善汲取诸家而有所发挥，立方遣药能随证灵活化裁，应手辄效，如醋煎散、服蛮煎、胜金丸等。而且他对于医书所承载的医道进行了论述，认为"医道之书皆示活法，不着呆相"，对学习之法又提出"于用治审其经，于医案观其权"，从医学传承教育的角度来论述，对现如今的中医学传承亦有着重要的意义。

因公殉职的现代祁门籍中医陈锡圭

陈锡圭（1887—1952），又名思襄，安徽祁门县西乡双河口人。

陈锡圭，清末秀才。辛亥革命后，追求新学，赴安庆就读于安徽优级师范学堂，修业4年，毕业后回村教私塾。民国22年（1933），任塔坊育英小学校长。民国28年，任私立祁阊初级中学数学教师，民国33年任校长，翌年去职，改业行医。

陈锡圭青年时期即自学中医中药，教学之余，经常免费为人治病。民国19年，他因事路过景德镇，适中医开考，即报名应考，一举夺魁，轰动景德镇中医行业。卸任校长之职后，即赴景德镇行医。陈锡圭为人正直，心地善良，对患者不分穷富贵贱，一视同仁，遇贫苦病家，即免费诊治。中华人民共和国成立后，锡圭年已六旬，仍努力学习西医，奔走于街头，为群众接种牛痘。1950年，被评为景德镇医务界劳动模范。翌年5月，响应政府"面向农村"的号召，到距景德镇百余里的经公桥

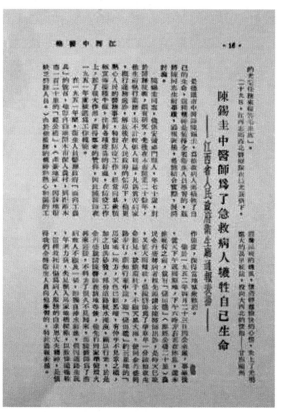

行医，受到当地群众欢迎。

陈锡圭曾于民国十七年（1928）为居景德镇黟籍名中医胡剑华的《伤寒论新注》作序，并为该书校对，书于民国十九年（1930）七月出版。（胡剑华，黟县人，字子玉（1878—1947），明经胡氏二十九世祖，名中医，新安医学派，早年行医于上海、江西景德镇等地，曾在《中华医学报》上连续发表专题论文，并撰写《伤寒论

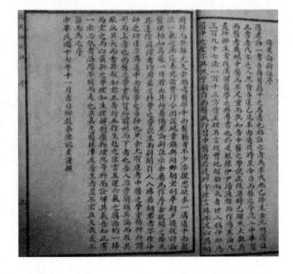

新注》四卷，于1930年上海宏大书局铅印问世，封面题字为国民党元老于右任先生。

1952年4月23日，陈锡圭因公到景德镇，并于当天下午返回经公桥。下午6时，储田桥一农民来请出诊，他冒雨出发，行至马家坝，天色漆黑，加上山洪暴发，道路被淹，难以前行。但他救人心切，摸黑涉水前进，因道路生疏，年迈力衰，失足坠水，以身殉职，终年65岁。陈锡圭殉职后江西省人民政府卫生厅通报表扬了他为抢救患者而牺牲了自己生命的无畏精神，并召开全省卫生人员向他学习。

热心公益的新安医家黄雨田先生

新安歙县西乡竦塘村（今属徽州区西溪南镇）黄氏，自明朝以来，经商发达之后家风清正，名医辈出。清末民国期间，黄氏家族出了一位名扬遐迩的名中医黄雨田先生。

黄雨田，又名黄泽霖，村人都称之为长森先生。先生自幼家境平平，六岁入私塾开蒙，聪明过人，刻苦勤奋，挑灯夜读，不避暑寒，学业大进。后经亲戚介绍师从名医叶天仕学习中医，由于他古文根底扎实，学习方法对路，对师傅之教熟记于心，反复思考，对于典籍医案，能够精准把握。争分夺秒，博览群书，二十几岁就能独当一面，善于治

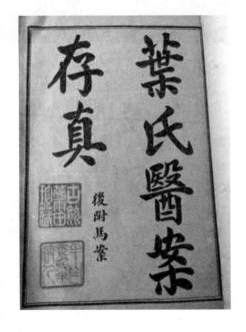

疗瘟病和疑难杂症，尤其对于肝病，往往妙手回春，治愈患者众多。盛誉地方，造福乡里。

黄雨田先生行医发达之后，为了方便患者就医买药，在竦塘开设了一家中药铺。黄雨田不仅医术高明，且医德高尚，对于贫寒就医者，往往减免其药费，甚至不收分文，一时被人称为中医济世的活菩萨。黄雨田也不因家大业大而铺张浪费，仍然素守清贫，不嗜奢华。在五十寿诞时，黄雨田的子女、亲戚、族人都准备给他祝寿，他都一一婉辞了。只是在他寿诞之日起大早点烛焚香，叩拜祖宗先人，之后一家人平平常常吃一大锅红豆粥，就算是为他祝寿了。

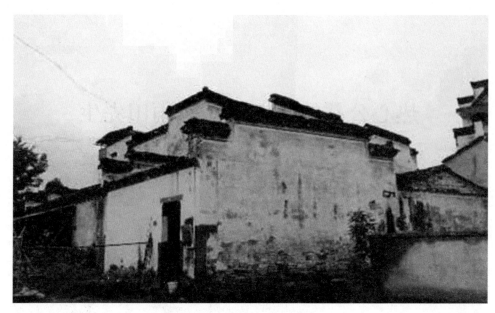

原歙县西乡"太和药店"

　　黄雨田先生尽管对自己的家人严律有加，但对公益事业十分关心，每每慷慨解囊。凡村里修路修亭、修渠修塘、添置保安胜会、香会物件他都带头捐款捐物，而且他对子弟读书，培养人才十分重视。他不仅关心对子女的教育，而且对于族人村人的子女也关爱有加，1935年他和村中的汪仰山先生合资创办了竦塘小学，村中一些贫困之家受惠受益。

　　20世纪初，溜口上庄村有一个贫寒之家的孩子名叫毕子勉，由于家庭经济拮据，读了几年私塾之后，托人情，走关系，在十二岁那年被送到黄雨田先生家的中药铺里学小倌，这个孩子尽管只有十二岁，长得单薄，但眉清

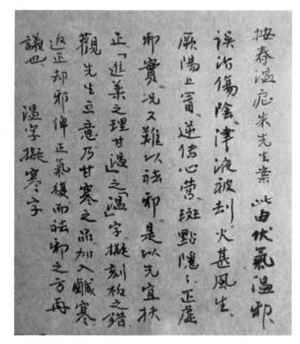

黄雨田先生点评的《叶天士医案存真》手迹

目秀，中规中矩，勤奋诚实，黄雨田先生一见就喜在心头，而且《三字经》《百家姓》《千字文》他也背得滚瓜烂熟，毛笔字也写得端正大方，更使先生另眼相看。黄雨田先生嘱咐家人要特别关照他的日常生活，

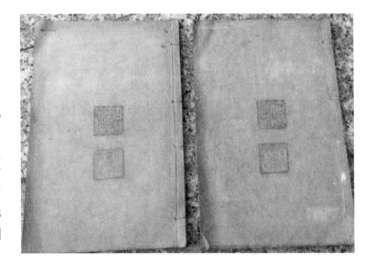

并利用工余时间让他继续读书、写字、打算盘，店务闲暇时还教其学习中医。

　　几年来后毕子勉学识大进，为人谦虚，不仅熟悉药店业务，对中医也有一定钻研。为了让他更好地磨炼成长，砥砺前行，黄雨田先生就在他十八岁的时候，又专门介绍他在歙县一家药铺继续学习中医药。经过前后近十年的奋斗，毕子勉已经是名成不凡的歙县西乡"太和药店"的老板，事业有成之后又和歙县名医王仲奇、方乾九、王樾亭、程雁宾、曹崇竹成为医界好友，并且也像其师傅一样热心于地方公益事业。

急症妙手姚仲南

清末民初，祁门县城乡流传着"标症姚仲南"的佳话。所谓"标症"，就是指急病。姚仲南先生祖籍江苏南京，世居祁门城内，父子两代业医，其医理之精湛，诊断之精确，有口皆碑。辨证施治，应之如响。20世纪50年代，笔者曾与姚仲南先生门人——方鸿章共事六年。据方老云：仲南先生深究《外感温热篇》[1]，《时病论》[2]，临证中常参阅《肘后方》[3]。诊务繁忙时，由三位门人（其子姚祝三、女婿马如春、外孙方鸿章）为先生书写药方。余每闻仲南先生治病之逸事，颇受教益。兹录其二三，公之于众。

（一）

有一年重阳节后，毕家亭抬来一危重病人，求先生诊治，患者已经失去知觉，脉象模糊不清。代诉者云："两天前，患者带病跳河救儿，阙后高烧不退，说胡话，今早突然人事不知，大小便失禁。"先生细察病情，当即开了四味中药：朱砂拌茯神五钱，土炒僵蚕五钱，甘草水渍铁落一两，焦远志一钱五分。令其门人火速煎熬，并嘱其门人取一斤重左右的鲤鱼，破开鱼脑取髓，与煎好的中药冲调，撬开患者之口喂之。两三小时后，病情仍无起色，病者家属不知所措，皆曰："不如趁其气未断，抬回去吧！免得野鬼不能进家门。"先生再三阻止不住，告曰："尔等途中须注意病人动静，若突然跳起，如发狂，应再喂药一次，或能绝处逢生。"果然，不出所料，抬至泗洲湾附近，病人"哎呀"一声蹦了起来，险些掉进河里。病家遵医嘱当即喂药一次，遂一路平安抬至家中。后经调理数日即愈。事后有人询问姚祝三，此谓何症？祝三答曰："鱼跃症也。"其父闻之斥曰："尔等信口开河，岂不知患者中年气壮，身被小恙，突因惊动心肾，神失其所，五志紊乱，秋凉入水，内外夹攻，而致发热昏迷。治病求本，乃医之大诀，不可牵强附会耳。"祝三仍不解曰："屡见爹治疗急症时，药以三宝[4]为多，或开窍，或化痰，或攻破……唯见这例病人在千钧一发之际，却反其道而行之，用的是镇静安神药，加入疗病风之鱼脑，并料病人会蹦起来，爹曾说过，以形治形乃医之常。故而我命之'鱼跃症'也。"说得哄堂大笑。

（二）

一个月明星稀的秋夜，忽听有人敲门，来者是南路江村的，因家有一难产病人前来投医。此难产病人曾请本村一位姓林的先生开过些催生的中药吃，未有效果。至今三个昼夜了，婴儿还未降生，急得合家不宁，星夜派人上城请姚仲南先生出个良方，以解其母子之危。仲南先生检阅过林先生原方，频频点头，思考再三，告来人速回煎药，按林先生原方（败龟四两，妇人乱头发一团，川芎一两，当归一两）加一杯梧桐汁，冲药顿服。药下一时许，婴儿降生了，母子平安。嗣后南乡一带，凡是出嫁妇女因病死了，死者娘家必追问是否请过姚仲南先生诊治，经先生医治无效便死而无怨，风平浪静。否则娘家人的一场闹剧势所难免。足见仲南先生医术高明、声望之隆了。

（三）

有一年春天，北路枫林街有位妇女难产，遣人来城请仲南先生议方，值先生应诊外出，由其子姚祝三代之。祝三听过代诉，便仿效当年江村难产病例施治，告来人速回煎药，冲服梧桐汁一杯。来人取药回家为病妇煎服，谁知不到二小时，病情恶化，产妇两目直视，口禁不能言，急唤人上城请教仲南先生，先生仔细了解情况之后嘱病家将原方删去梧桐汁，加入参三钱，桃仁七粒，令速回煎药。服药之后，并烧红砖两块，放入盆内，将盆置放于产妇床前，用醋一斤冲入烧红的青砖，令妇开窍。来人如先生所嘱，因获奇效。事后，仲南先生批评祝三曰："生搬硬套，几至杀人！当年，我借闰月立秋之时，以梧桐树汁性热急下，有助于龟板、当归、川芎之催生，乱发之开胃；今乃春木上升之时，你何不以桃仁为引？桃树春天其汁升华而上，花落果结，春夏催生不可缺。俗云：立秋至而梧叶落。医者意也，达其意，医之即效。

人与天地相应，逆之则天，顺之则生。"先生教导后，提倡灵活用药，应变四时，诊疾疗病，每收其效，实无愧于"标症姚仲南"之美称了。

注：

（1）《外感温热篇》，清代名医叶天士著。

（2）《时病论》，清代雷丰撰。

（3）《肘后方》东晋葛洪著，全称为《肘后备急方》，后经陶弘景增补，改名《补阙肘后百一方》。

（4）"三宝"是急救用的中成药，指牛黄至宝丹、紫雪丹、苏合香丸。

民国新安名医王一仁

王一仁（1897—1949），原名晋第，学名瘦秋，又名鞠人，清末至中华民国时歙县蔡坞人。毕业于上海中医专门学校，曾任职于上海广益中医院，多次参加永义善堂施诊。擅内科、喉科。1925年，由上海中医专门学校毕业的学生王一仁，率领几位同是该校毕业的江苏籍学生秦伯未、许半农、章次公等创办了中国医药学院。该校的最大成就就是倡议和组织召集了两次全国中医学校教材编辑会议，尽管最终未能如愿，但他们试图以统一和规范中医教育教材，达到更加系统化、正规化和现代化，为争取纳入政府教育体系合法化目的的尝试，是值得称道的。民国17年（1928）协助创办"上海中医专科学校"，并任教，同时任上海交通大学古文老师。1932年，他在杭州又与中、西医同仁创办中国医药学社，主编《医药卫生月刊》。抗日战争期间，行医于浙江衢州，治愈甚众。

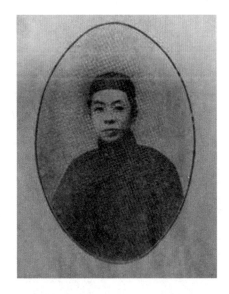

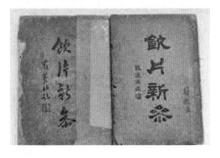

王一仁一生沉静好学。早年就读于上海中医专门学校，毕业后一直以医为业。曾担任上海中医学会秘书长，参与创建中国医学院。中年不幸患精神分裂症，1949年9月，因病卒于衢州。著有《内经读本》《伤寒读本》《饮片新参》《方剂分类》《中医中药问题》等书，还与阮其煜、董志仁合辑《神农本草经》一书。（见：《中国历代医史》《中医大辞典》）。

王一仁与程门雪同学，同为丁甘仁学生，都毕业于上海中医专门学校。毕业后由丁甘仁的得意门生成为得力助手，担任上海中医公会秘书长及《中医杂志》主编等，成绩卓越！1928年12月，该会与神州医药总会、中华医药联合会三团体合并成立了上海市中医协会。上海市中医协会在1929年3月17日之后，曾改名为上海国医公会，抗战胜利后，又更名为上海市

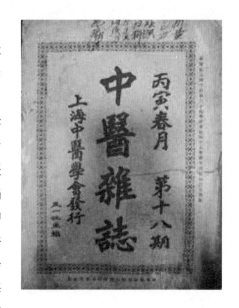

中医师协会。该会在联络中医仁人、扩大中医影响、活跃学术气氛等方面起到了一定的作用。1922年1月中医学会又创办主编了《中医杂志》，之后连续出版了30期。1931年，改名为《国医杂志》，又继续出版了14期，至1935年停刊。该刊始终保持了较高的专业学术性，对于研究医经、探讨学理、争鸣学术、保存国粹发挥了积极作用，是国内当时比较有影响的中医刊物之一。

《神农本草经新注》是王一仁撰著的一本本草类中医文献，不分卷，成书于1933年，刊行于1936年，系为《仁宣医学丛书》之一。该书载录《本经》中药物二百八十一种，其中上品一百二十二种，中品一百零一种，下品五十八种。每药首列《本经》原文，次列陈修园等三家注释，继为作者用现代医学术语阐述药物性味、功能、用量、禁忌。末附《神农本草疾病之分析》《本草经考》，对《本经》及书中涉及的四十九种病症名进行了考析。

《内经读本》是王一仁编著的一部内

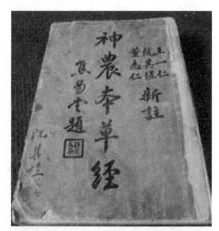

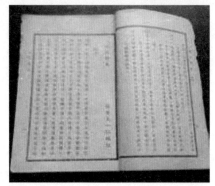

难经类中医著作，1936年仁盒学社刊行，系《仁盒医学丛书》之一种。该书为《内经》普及读本。将《内经》分为《道生》《阴阳》《藏象》《经脉》《运气》《病能》《色诊》《脉诊》《治则》《生死》十篇。每篇前有绪论、简解医理，后有注解。全书特点在于注文晓畅易懂，中西会通，并附有大量图解。

讱菴再世

民国期间祁城西大街崇善坊号名中医汪曦如先生擅治各种疑难杂症，民国十八年（1929）祁门发生疫病，汪曦如先生免费为民施药，大量百姓得以"手到春回"。

时任祁门县令袁振凡（湖南人，于民国十八年至民国十九年（1929—1930）任民国祁门县政府县令），题匾表彰夸其是"讱菴再世"。

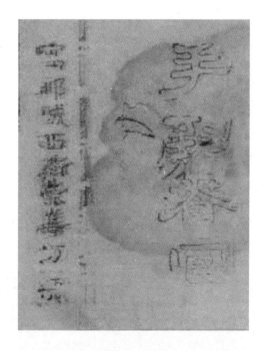

注：讱菴为休宁名医汪昂，字讱菴，明末清初休宁人，新安医学名家。汪昂一生诊务烦冗，然其著书立说至老不倦。他著书立足于基础，着眼于普及，并讲究实用，文字流畅，通俗易懂。汪昂一生著作丰硕，除《医方集解》《本草备要》，尚著有《素问灵枢类纂约注》《汤头歌诀》《经络歌诀》《痘科宝镜全书》《本草易读》等书。这些著作与前人相比"皆另为体裁，别开经路，以前贤为竞之旨，启后人便易之门"。《中

国医学史》称汪昂"其书浅显易明，近人多宗之"，乃为我国清代著名医学科普及启蒙派的代表人物。

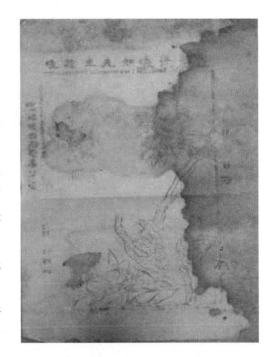

祁门这场流感，患者的症状主要表现为发热、咳嗽、呼吸困难、胸部疼痛、脸色发青，传播途径主要通过咳嗽、打喷嚏和说话，同时也可通过接触患者接触过的物体来传播，具有很强的传染性。

县令袁振凡一边嘉奖汪曦如先生，一边发布公告要求民众"室中均宜多喷石灰水或遍撒干石灰，并用大黄、苍术烧薰，以消疫毒"。祁门百姓很快就战胜了这次疫情。

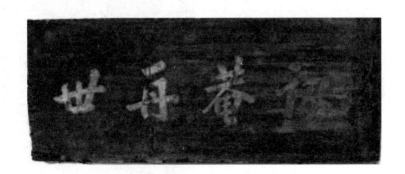

"送子观世音"

——追忆祁门老中医章庸宽先生

章庸宽（1914年9月—1997年5月），别名访山氏，祁门南乡平里人。新中国成立初，参与筹建祁门县中西医联合会及双平区中西医联合诊所，分别担任副主任和所长，后任双平区医院院长，曾任县政协委员、县中医学会名誉理事长。擅长中医妇科、儿科，精于中草药栽培、采集和加工炮制。在祁门本土试种祁术、杜仲、云苓、天麻、人参、川贝等名贵中草药均获成功，为江西、湖南及本省培训中医中药技术人员2000余人。

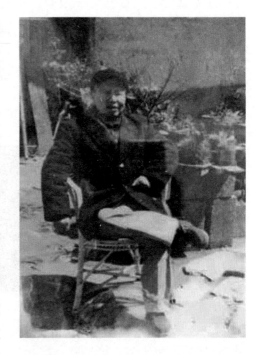

章庸宽先生出生在一个贫苦家庭。高小毕业后就在双程街原"復立生"药店当学徒，跟一个有名的老中医李用槟先生学药学医，为人治病。二十岁出师，独立在平里自开中药铺行医。新中国成立后为群众看病不收分文钱财，且不畏高山峻岭、严寒酷暑，顶风冒雪出诊于祁红乡、芦溪乡、塔坊乡等西路的各个乡村角落。由于医疗技术水平的不断提高，患者后来纷纷登门求医，经常是门庭若市。

临证中男女不孕不育、脾胃病、儿科疳积、疑难杂症患者络绎不绝，近到三区四县，特别男女不孕不育名声在外，民间称其为"送子观音"。好多福建、浙江、江西、上海的人及部队军嫂都千里迢迢慕名来求诊。章庸宽的调经种子丸只要辨证是冲任虚寒的，一般中药汤剂综合调理两个月后续调经种子丸，大部分患者都成功受孕，在其医案中后续统计治愈率高达到92%以上。常把"脾胃后天之本气血之源，女子以肝为先天，经水出诸肾，肾主生殖，十女九寒"作为女性不孕不育症病因病机。

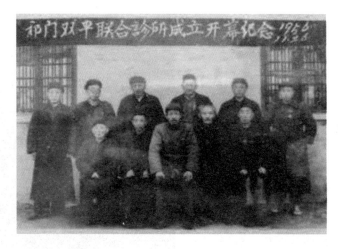

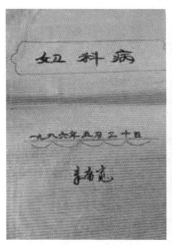

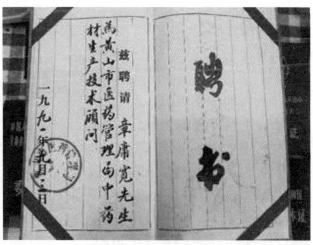

对于小儿疳积，章庸宽先生始终顾及脾胃这后天之本因土载万物再配杀虫化积清虚热类药，小儿反复感冒、反复咳嗽，常以培土生金法为底方再随症加减，疗效很满意，方圆数百里好多父母都抱小孩前来就诊，疗效确切，名声远扬。

章庸宽先生不仅对我县中医临床工作做出贡献，还对我县中药材种植做出贡献。七十岁古稀之年仍冒着风雪去大别山引种天麻，并一举成功，还种植祁术、茯苓、西红花、皖贝母等。先后在县免费主办中药材种植学习班数期，并传授经验，为黄山市三区四县及外市县培养了几百余名药农，多次受到市县政府的表彰奖励。被评为（1991—1995）黄山市科协系统先进工作者。

章庸宽先生除了医术精湛，医德也是学生们的榜样，每年都有多位患者在药费方面存在困难，但他照样按足疗程发药给患者，没有因缺钱而给他们断药，90年代小偷小摸不少，有的患者在看病拿药后，解开里面衣服口袋准备付钱时，脸色突变，钱被偷了，章庸宽边安慰患者，边继续发药，另外还给患者回家的车费。这种德艺双馨，实至名归；其坐诊大厅右侧"大德必得其

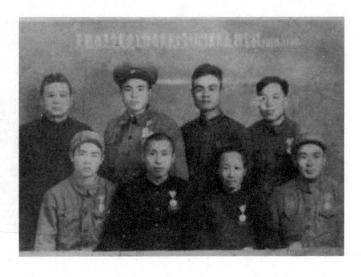

寿"六字就是一位书法大师对他的至高评价！六个字下方排满了疑难不孕不育治愈患者的感谢信和附上孩子照片的信封，每个信封都是一个完美家庭的故事。

章庸宽先生存世名方家传种子丸组成：制附子15，白芨15，白蔹15，北细辛15，石菖蒲30，全当归30，生晒参50，五灵脂15，山茱萸15，炒祁术50，制香附30，队莲蓬50个（烧存性）。主治因宫寒、肾虚、血瘀所致之不孕症。上药共研细末，蜜丸，梧桐子大，每于经净后服用，糯米酒送服，每日2次，每次20粒，服药7日内忌房事。

辨证加减：自汗腰酸加鹿角胶；阴虚去附片，加生地、石斛；性欲淡漠加淫羊藿；经行腹痛加益母草；食欲不振加杞子；30岁以上需加覆盆子、菟

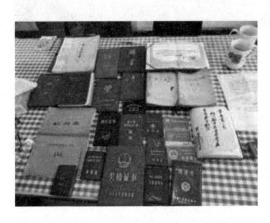

丝子。全方温肾助阳，补气养血，化瘀通络。其中附片、白芨、白蔹相伍，人参、五灵脂同用，历来都被违忌，但章老医师能以反畏药配伍治疗不孕症，并取得一定疗效，颇见其特色。祁门民间因而称其为"送子观音"。

章庸宽先生研究祖国医学垂五十余年，其间任双平区中心卫生院负责人也长达三十多年。平日勤求古训、不懈其心；且尝谓说要精通医理、博采众长。又善于在中医临床中详体细察、融会贯通、灵活适用。对祖国医学的理、法、方、药造诣颇深，有着丰富的临床经验，是祁门有影响的名老中医。

新安医家王任之与祁门蛇伤所创建

王任之（1916—1988），原名王广仁，字任之，徽州歙县富堨人。出身新安医学医家，为新安王氏医学第五代传人。少承家学，后又随伯父王仲奇习医，博采众长，从医50余年。对中医内科、妇科、骨科均有独到见地。其学术经验由后人整理成《王任之医案》《中国百年百名中医临床家丛书——王任之》等。

建国不久1956年6月，周恩来总理签署任命书，由王任之担任安徽省卫生厅副厅长。王任之上任后积极推动"新安医学"的研究，并坚持在安徽省立医院中医门诊，并积极组织、参与指导全省危急重症的

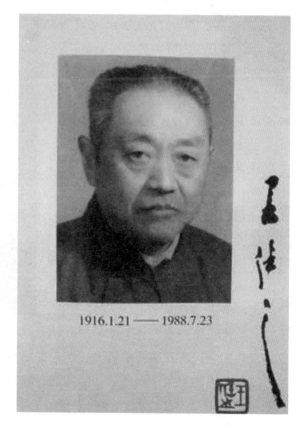

1916.1.21 —— 1988.7.23

中医会诊工作。先后为多位党和国家领导人诊治疾病，是新中国成立后医名卓著的新安医家与现代御医。

王任之任安徽省卫生厅副厅长还兼任中医研究所所长，后又受聘为卫生部学术委员会委员等。作为省卫生行政部门和中医学界领导之一，他积极参

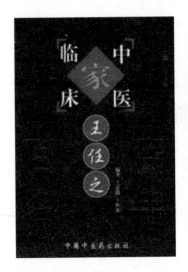

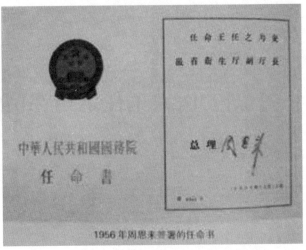

1956年周恩来签署的任命书

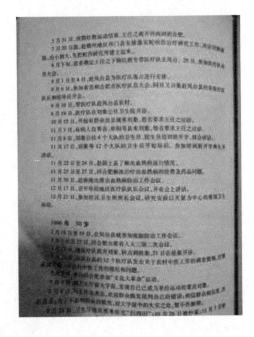

与了全省卫生事业的规划和决策工作，并身体力行，努力贯彻实施之。

1965年5月因祁门蛇医滕国强用二颗药丸挽救了一例蛇伤垂危患者的报道，引起正在黄山景区访问的越南国家主席胡志明和周恩来、董必武等中央领导的高度重视，叮嘱要发扬蛇伤救治。1965年7月卫生厅副厅长王任之先后三次来徽州地区祁门县安排落实蛇咬伤治疗研究工作，决定因陋就简，由小到大，先把蛇伤研究所建立起来。1965年10月在王任之的努力下，报经安徽省政府批准，成立了中国第一家集蛇伤"研究、治疗、生产"三位一体的全民所有事业单位——祁门蛇伤所（院），滕国强任首任所长。

王任之虽为卫生厅副厅长，除做好行政工作外，始终没有脱离中医临床。直到病重1988年1月12日，即他患肾癌上手术台的前一天的下午，他还在病房里为一位病人亲笔开出了自己生命中的最后一张处方。由于手术后并发症不断，险象环生，从此他再也没有能够从病床上站立起来。但就他手术住院期间，在他病情稍有缓解时，仍躺在床上利用口述的方式为一些老同志开方治病。直到1988年7月23日去世。

王任之先生秉承家学，深得三昧，在继承前人的基础上广泛借鉴别人的经验，逐渐形成了自己的治疗特色与经验。他临证"以辨病为经、辨证为纬、气血为纲"。诊治痿病，据病因病机分为"气滞血瘀、脾肾不足、湿热浸淫、营卫不调"四型，分别以通、补、消、和治疗大法，丰富了中医痿病的理论内涵和诊治思路。

他治疗各类型肝炎时，将病程分为"湿热蕴结、气滞血瘀、肝肾阴虚、阳虚水聚"四阶段诊治，且认为气滞与血瘀往往并见，常以越鞠丸、膈下逐瘀汤、鳖甲煎丸等方化裁；认为肝肾阴虚的同时，常伴有肝失疏泄，采用滋养肝肾法时，常以一贯煎为基本方，常加用延胡索、佛手柑等调达肝木。治疗黄疸秉承伯父王仲奇用叶天士清热利湿法经验，常用茯苓、谷麦芽、广皮、茵陈、大豆黄卷、米仁、丹皮、白术，淡渗利湿、清化湿热、消食和中。

处方用药主张轻以取效，否则易使药过病所，每方药味多不超13味，佛手、玫瑰花、羌活、贝母等药物用量多在3克左右，黄连、细辛、吴茱萸等用量仅约1.5克。慎用猛烈之药，不求速功，缓缓图之，治疗脾肾不足之痿，选淫羊藿、炒补骨脂、巴戟天、肉苁蓉等温助肾阳，慎用附子、肉桂等大辛大热之品。

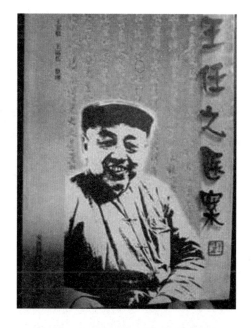

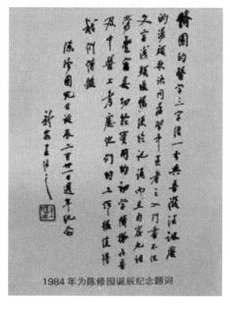

1984年为陈修园诞辰纪念题词

临证重视药物配伍，巧用对药，杏仁配白前，宣降肺气、化痰止咳，用治咳嗽、痰多；鹅管石配甜葶苈，泻肺消痰、纳气平喘，治咳喘或哮喘；磁石配干地黄，补血养心、护阴镇纳，治心悸、气短。也重视单验方运用，治口疮，以北细辛一味研末敷脐取效；治疗乙型肝炎表面抗原转阴，选用马鞭草、小青草、马兰、疳积草、龙葵、虎杖等清热化湿解毒之品。

当代新安医家——吴锦洪

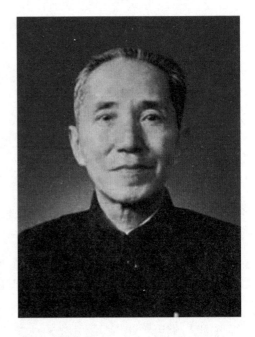

吴锦洪（1917年3月—2005年11月），字襟虹，号今翁。原籍休宁县五城镇金坦村人。曾为蚌埠医学院中医学教授，主任中医师，安徽省第三届、第五届人大代表，省第五、六届政协委员，并多次被评为省、地、县和单位的先进工作者。还曾担任中华医史学会安徽省分会顾问，省中医古籍整理审定组副组长，安徽省中医学会秘书、理事，蚌埠市中医学会副理事长，安徽省卫生技术高级职务评审委员会中医专业评审委员，省中医药专家学术经验继承工作指导委员会顾问，还兼任《安徽医学》杂志编委，《安徽中医临床杂志》编委及顾问等职。

吴锦洪先生幼年时由于家庭经济状况不好，12岁就从上海民立中学辍学，14岁在上海从师于上海名中医张仲良、张伯良兄弟并学习中医长达五年。后又在上海中医专修馆进修一年，并于1935年春在上海南市开业行医，后加入上海市国医学发会。1937年抗日战争爆发，上海沦陷，吴锦洪举家迁回原籍休宁县五城镇继续行医。

吴锦洪先生生前最大的特点是学习刻苦，好学不倦，理论功底深厚，在抗战期间还自学西医，临床治疗中西并用，医术提高很快。回五城开业时年纪尚轻，二十出头，加上个子不高，当地的老百姓都戏谑地称其为"团先生"。（方言，称医生为先生，看病称看先生），不知是艺高人胆大，抑或是初生牛犊不怕虎，每每能切中病机，分析得头头是道，也赢得同道们的信赖和尊重。时间不长，"团先生"名声不胫而走，他的声誉越来越高。

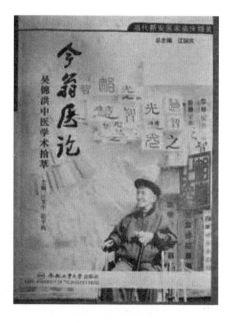

新中国成立后，吴锦洪先生全身心投入家乡的医疗卫生工作中。1952年他发起成立五城镇中西医联合诊所，随后联合诊所便告成立，并受到当时的卫生主管部门休宁县卫生科的重视，他被选送到安徽省首届中医师资班（安徽中医学院前身）进修现代医学。1958年他又被选送到卫生部在南京中医学院举办的第二期中医教学研究班学习一年，并获优秀学员奖。1960年他被调到安徽中医学院任教，先后担任《金匮》教研组长，《内科学》教研室主任，附院临床教研组组长，还兼任学院院务委

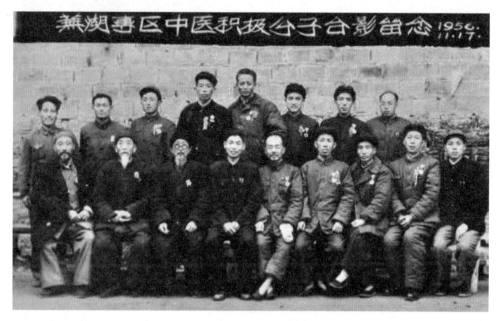

1956年出席安徽省首届卫生先进工作者大会的芜湖专区代表合影（后排右二为吴锦洪先生）

员会委员，学院工会副主席，积极参与中医学院的教学管理和附院的临床建设工作。在安徽中医学院任职期间，还被推荐参加全国中医学院统编教材《中医各家学说》《中医内科学》的编写工作，并主持编写《中医临床手册》（1965年出版），得到国内中医界同道们的高度评价。

20世纪80年代初，新安医学的研究刚刚起步，吴锦洪先生就全身心地投入其中，呼吁各级领导大力支持，积极倡议筹建安徽省新安医学研究会，并以其丰富的史学知识和深厚的中医理论造诣撰写学术论文，举办学术讲座，在新安医学研究上倾注了大量的心血，贡献卓著。1985年新安医学研究会成立，他被聘任为副会长。他对我省新安医学的历代文献均有深入的研究，发表了《新安医学培元派的形成和影响》《〈医津一筏〉与〈医经秘旨〉》《新安医学流派刍议》等十余篇。1986—1995年与余瀛鳌、王乐匋、李济仁等著名专家携手，共同承担安徽科技出版社的大型医学丛书项目《新安医籍丛刊》（十五卷1200多万字）的点校出版工作。为了《新安医籍丛刊》的点校出版，吴锦洪先生四处奔走，并担任杂著类和医案类新安医著的审订，还亲自参加多部其他新安医学古籍的校点、编撰工作，堆积如山的书稿，凝聚了他无数艰辛，为后人研究新安医学提供了宝贵的参考资料。

在临床上，他博采众长，不拘门户，尊古融今，中西结合，敢于创新，治病强调辨病与辨证相结合，经方与时方并重，制方遣药，不拘一格，温凉补泻，随证施治，熟谙中医内科杂病、外科、妇儿、咽喉各种病症的诊疗。因其长期在基层工作，对中医治疗急症亦有很丰富的临症经验，还先后发表临床学术论文50余篇。特别值得一提的是吴锦洪先生编著的《五运六气参考资料》一书（1980年屯溪中医学会刊印），此书是

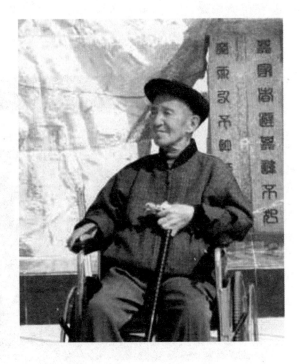

当今国内研究古代医学气象学较早的专著，到了晚年又对此进行更深入的探讨，并在《蚌埠医学院学报》等刊物上发表了数篇研究论文，引起了不少学者的关注。

吴锦洪诊治肝炎的经验

蚌埠医学院 | 吴守远

<正> 蚌埠医学院教授、主任医师吴锦洪,从医近60载。学验俱富,尤擅治肝胃病证,现将吴老诊治肝炎的部分经验整理于下:一、舌象变化对肝炎诊断和预后有重要参考价值。临证如见,急性肝炎的舌苔黄腻,舌边舌尖充血,则患者的血清转氨酶大多增高。迁慢性活动性肝炎患者,舌质呈晦暗或青紫,舌尖舌边有

机　构: 蚌埠医学院;

领　域: 中医学;

关键词: 肝炎病; 急性肝炎; 柴胡; 辛凉解表药; 苦寒伤胃; 湿热蕴阻; 丹参; 活血祛瘀药; 舌象; 舌诊; 龙胆草; 清热燥湿药; 血瘀; 吴锦;

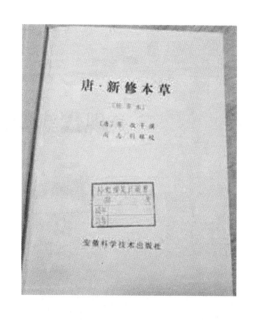

吴锦洪先生一生爱书,家中藏书万卷,对书爱不释手。他在热爱中医事业的同时,对祖国的传统文化涉及甚广,个人爱好也十分广泛,琴棋书画、金石篆刻无不涉及,擅写篆、隶、行草,山水人物绘画亦精,他的书法、字画作品曾多次在单位、市区会展中获奖。他行医64载,学识渊博,经验宏富,为国内中医文献学及新安医学研究学科带头人之一,也是全国有名的老中医。他几十年如一日踏踏实实的工作,对学术孜孜以求,对医术精益求精的敬业精神,赢得人们的爱戴和尊重。他留下的宝贵精神,值得人们永远怀念并以之为楷模。

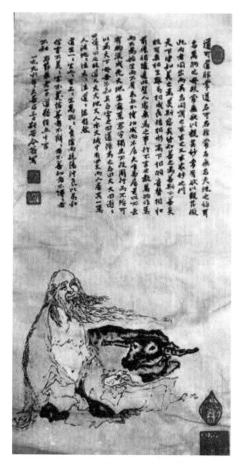

现代新安医家许芝泉

　　许芝泉（1925—2009），晚号愚翁。安徽省休宁县人。幼读诗书，十四岁拜新安名医程苓圃先生学医，五年卒业。1946年参加国家考试院考试及格，中央卫生署注册，安徽省政府发给医师证书。于1947年在休宁县海阳镇苏家巷10号悬壶济世。弱冠即载誉乡里，负有医名。新中国成立后于1950年筹组休宁县医务工作者协会，任副会长兼秘书长。同年被休宁县人民医院聘为中医科主任。1960年调徽州卫生学校任中医教研组组长，学科主任，全省卫校中医校际教研组副组长，并从事临床工作。1963年被

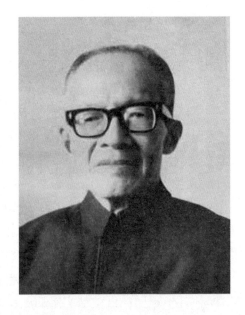

评为安徽省劳动模范，1975年被评为徽州地区教育战线先进工作者，原屯溪市政协委员。曾任徽州中医学会副理事长，《徽州医学》杂志副主编，徽州地区科技成果评审委员会委员及名老中医资格考核组组长，现为安徽省新安医学研究会顾问。1981年获得中医高级职称。主治内科、妇科、儿科，尤擅疑难杂证。对脾胃、肝胆、肾病、冠心病、高血压、心肌病、月经不调、带下、崩漏、不孕、小儿腹泻等疾病的治疗，具有丰富的临床经验，并在国家及省级医学刊物上发表论文近五十篇，其中部分论文被收入《当代名医临证精华》丛书。

　　新安医学源远流长，历史悠久，特别自明清以来名家辈出，著书立说，

百花争艳，对祖国医学起了重要的推动作用。其学术流派主要有培元派、轻灵派、启蒙派、考古派和创新派。先生为新安医学第十代传人，潜心钻研，深得三昧。其学术思想与新安医学一脉相承。略举数端，可见一斑。

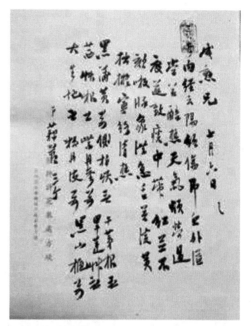

一、察色按脉，先辨阴阳脏腑

先生认为疾病的发生无不缘于阴阳失调，脏腑功能紊乱。临床审证，首重阴阳定性和脏腑定位。用药除遵循"阳证用阴药，阴证用阳药"的总原则外，尚须明辨为病的脏腑而各异之治。尝谓"人体卫外之阳为表阳；健运中州之阳为中阳；内寄肾脏之阳为真阳"。"人之精血津液皆属阴，真阴源于肾，阴血源于肝脾，津液源于肺胃"，并谓"精血者肝肾之阴也，非滋腻无以填补；津液者肺胃之阴也，非柔润不能复其亏耗"。

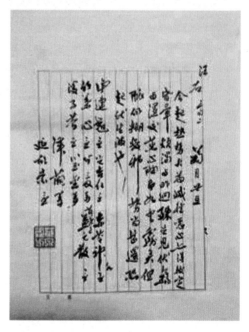

二、博览医籍，不拘一家之言

先生治医，除对经典著作勤于攻读外，并能博涉诸家，取其所长。对李东垣、朱丹溪、叶天士等医家的学说均有深刻的研讨。临证非常重视顾护脾胃，其治脾虚，每效法东垣，益以甘温。而对于胃阴不足者，则师法叶桂，药用甘凉濡润。对其他脏腑之疾，亦常以调理脾胃入手（详见先生撰写的《调理脾胃——李、叶桂学术思想初探》论文）。

先生对丹溪"阳常有余，常不足"学说甚为推崇。认为"实火易清，虚火难平，阳易亢而阴难养"。故杂病每多阴虚之证，又以肝肾阴虚居多。故以滋补肝肾为大法，尤以滋肾为要。临床对益肾养肝，滋水涵木，滋肾泻火等法则的运用最为得心应手。

三、治疗温病，时刻顾护津液

先生遵循前贤治温病当时刻顾护津液的垂训，认为津液的存伤，决定着邪热的进退，因而必须把"存津液"贯穿治疗温病的始终。如风温初起在表，不汗则邪无出路，过汗则津伤，先生每取轻清流动辛凉宣散之剂以求漐漐微汗而解。对于温热重证，先生辄用鲜生地、鲜石斛、鲜芦根等以清热救津。对湿温病出现疹瘰透而不畅之证，每责之于邪热盛而津液伤，恒用大剂量益胃养阴生津之剂，稍佐凉透，俾津液复而热退邪却。此外，在诸多温热病的治疗中，对"急下存阴"和"增水行舟"两法的运用也常能恰到好处。

四、内伤杂病，注重脾肾

先生治疗内伤杂病，非常注重脾肾。因脾肾为先后天之本也。尝谓肾犹树木之根，枝叶虽枯，根蒂未坏，即有根本，图治则易。脾胃互为表里，胃为水谷之海，人赖胃气以生，虽病情危笃，只要胃气仍存，则可冀其康复，正所谓"有胃气则生，无胃气则死"。

补脾：脾为后天之本，气血生化之源。先生临证，对脾虚轻证用沙参、

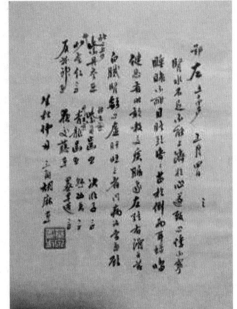

莲肉、山药、扁豆、芡实、南枣等轻补；对脾虚重证则用人参、党参、黄芪、白术等重补。如遇虚不受补者，可先轻补或先调理脾胃，俟其脾胃稍健，再行进补。

补肾：补肾应根据其偏于肾阴虚或肾阳虚而进行调治。先生宗景岳"善补阳者，必于阴中求阳，则阳得阴助而生化无穷；善补阴者，必于阳中求阴，则阴得阳升而泉源不竭"之旨意。先生师其法而不泥其方，自拟温补肾阳汤，药用鹿角胶（片）、仙灵脾、肉苁蓉、巴戟天、菟丝子、沙苑子、紫河车、杜仲、桑寄生、续断、枸杞子、熟地黄等。滋养肾阴汤，药用生地、白芍、女贞子、旱莲草、桑葚、首乌、黄精、山萸肉、山药、菟丝子、龟板、仙灵脾等。分别温补肾阳与滋养肾阴，多年应用于临床，疗效满意。

祁门蛇伤名医——滕国强

滕国强（1928—1987），祖籍浙江金华人。自小家境贫苦，靠做雇工为生。1949年10月参加革命，翌年加入中国共产党，1952年8月参加中国人民志愿军，曾任班长和排长，荣立三等功。1954年回国后在部队干部培训学校学习，1957年转业来本县工作，先后任林业局副局长、县法院副院长、县药材公司副经理。1965年10月，受命组建祁门蛇伤医疗所并任所长。

滕国强自小继承祖传蛇伤治疗技术，1965年5月因曾用二颗蛇伤药丸挽救了一例蛇伤垂危患者的报道，引起正在黄山风景区访问的越南国家主席胡志明和周恩来、董必武等中央领导的高度重视，叮嘱要发

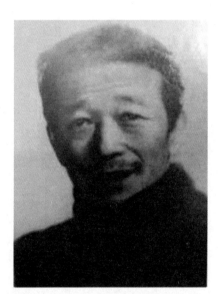

蛇伤名医滕国强

扬蛇伤救治。1965年7月王任之副厅长先后三次来徽州地区祁门县安排落实蛇咬伤治疗研究工作，决定因陋就简，由小到大，先把蛇伤研究所建立起来。1965年10月在王任之的努力下，报经安徽省政府批准，成立了中国第一家集蛇伤"研究、治疗、生产"三位一体的全民所有事业单位——祁门蛇伤所（院），滕国强任首任所长。

滕国强任蛇伤医疗所所长后，团结全所广大科技人员，克服重重困难，对民间的蛇伤药方进行反复研究和筛选，最终研制成独具疗效的"祁门蛇药"，并且在1975年获卫生部科技大会成果奖。1984年建成祁门蛇药厂，开始批量

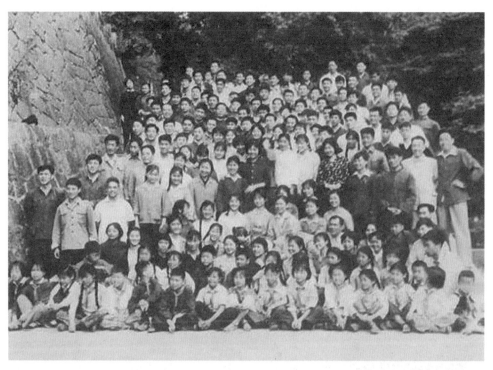

1965年越南国家主席胡志明与国家副主席董必武高度赞扬"祁门蛇伤（药）"

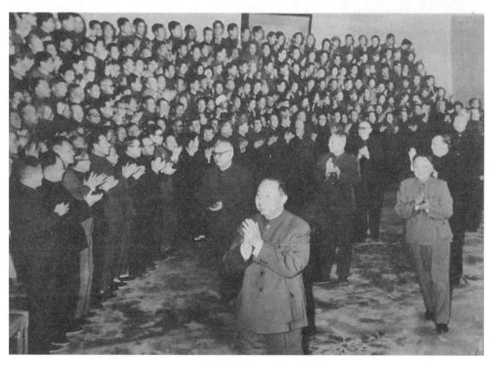

1978年出席全国科学大会

生产。

　　建所以来，滕国强所长和全所医务人员一道，救治各种蛇伤病人4270余例，治愈率达97%以上。1978年滕国强所长获得全国科技先进工作者称号并出席全国科学大会，当年还参加全国医药科技大会、省卫生工作先进集体和先进工作者代表大会，获国务院、卫生部、省、地多次表彰和奖励，并当选为中华药学会徽州分会副理事长和医学会祁门分会副理事长。1981年经省卫生厅批准为蛇伤科主任医师。先后被选为中共祁门县第六届委员会委员、县人大第九届人民代表和常委会副主任、第十届人大代表，县政协第一届委员会副主席。1987年3月19日，滕国强因病逝世，终年59岁。

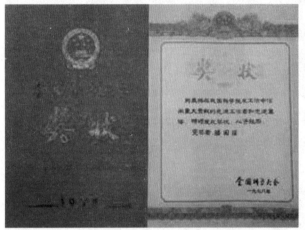
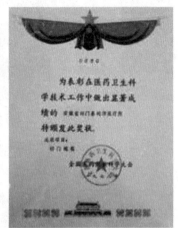

　　滕国强所长擅长五步蛇咬伤的救治。五步蛇亦叫尖吻蝮蛇，含血循毒，又叫火毒或阳毒，其蛇毒以凝血毒为主，分布于我国浙江、安徽、广东、广西、台湾等地。五步蛇伤的局部症状通常是伤口出血较多，剧痛难以忍受，有严重肿胀、有水、血疱，并有组织坏死、溃烂现象；而全身症状出现快，有全身不适，严重者有烦躁不安，呼吸困难，可全身广泛皮下、五官、内脏出血，大小便出血。患者可死于急性循环衰竭和急性肾功能衰竭。

　　他注重"因病施治，辨证施治"，他还注重把拨颞排毒、手法经络治疗、自然体液疗法、中医药熏洗加手法治疗等独特技法，灵活运用到不同蛇种、不同阶段的治疗中，注重系列"祁门蛇药"的合理施治，在蛇伤防治中发挥了重要作用。认为蛇伤分早期急救、治疗与康复三期，治疗上应各有所重。滕氏主张"古为今用，师古不泥"，其认为"保护肾功能是治疗毒蛇咬伤的最重要环节之一"，主张合理用药与减少输液量，对保护心、肝、肾等重要器官，减少重症病人的死亡，起到了重要作用，体现了其在医学上的科学态度。

他对于蛇伤性溃疡也有较好的治疗经验。他认为："热胜则腐肉，肉腐则为脓，脓不泻则烂筋；筋烂则伤骨。"故对蛇咬伤出现的瘀斑要切开，出现坏死者，要及早把坏死的组织切除，这是避免成脓、防止进一步坏死的重要方法。同时促进局部血液循环好转是蛇伤晚期防止局部组织进一步坏死与加速伤口炎症消除及溃疡愈合的主要方法。他自制生肌拔毒散，该散有促进腐肉脱落、收敛伤口、去腐生新之功。

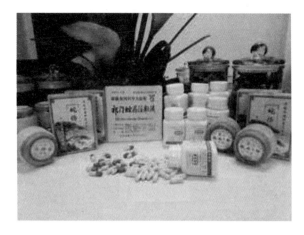

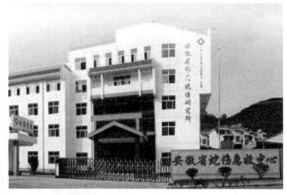

滕国强所长在任期间，积极推进蛇伤治疗与蛇毒研究，并发表多篇有较高学术价值的论文，他还将蛇毒素分为血循毒、神经毒、混合毒，症状归纳分为轻型、中型、重症、危型。从而有效地控制了蛇伤溃疡。他的《免除截肢残疾蛇伤的蛇种快速鉴定——天然胶乳凝集抑制试验》论文就发表在1982年中华医学杂志上，也填补了国内空白。

旅居景德镇的祁门名中医郑益民

郑益民，1929年8月生于安徽省祁门县溶口乡奇岭村的一个中医世家。1944年2月至1947年12月随父郑穗馀在溶口奇岭村学习中医，1947年2月至1952年12月在江西景德镇市中药学徒，先后任店员，坐堂私人开业行医（1950年晋升为中医师）。

1953年2月至1954年9月在江西省卫生厅中医进修结业，同年9月进入景德镇中医院工作。1955年2月至1962年9月在景德镇市医药公司东风药店工作并任经理，兼坐堂行医（1960年10月至1962年9月江西中医学院函大结业）。

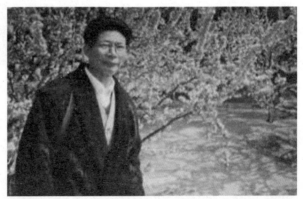

1962年10月至1979年9月在景德镇市医药公司任业务科长；1979年11月至1992年在景德镇中医院从事中药工作，1988年6月任景德镇中医院内科副主任中医师。

其在生活中严于律己，在工作上兢兢业业。先后

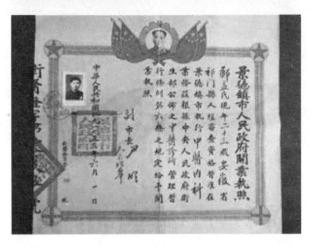

任市卫生系统团总支书记、市中医院药剂科科长、证候研究室副主任、学术委员会委员、药事委员会理事、中国文化研究会传统医学专业委员会委员、全国中医药微量元素研究会会员、《中国医学研究与临床实践》一书编委、《中华医药报》兼职记者，从事医药工作五十多个春秋，愈病不计其数。

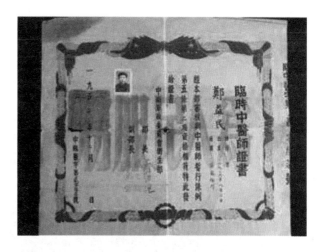

他擅长中医妇科杂病及内科杂证，对眩晕、淋证、中风的治疗有独到之处；对伤寒、温病有较深的造诣，对阳痿、急慢性气管炎、妇女不孕症、乙肝、类风湿的治疗也有独到的经验。他熟悉中药学、精通中药管理学、中药炮制学。为了总结经验，他还撰写了医药学术论文五十多篇，均在国内外报刊发表，优秀论文多达五篇，其中郑氏《鹿蚧散》1—3号方，治小儿及中老年慢性咳喘荣获"世界超人杯"国际优秀成果奖，业医根据临床经验献方，研制了抗萎灵、蠲痹散、疏通散、

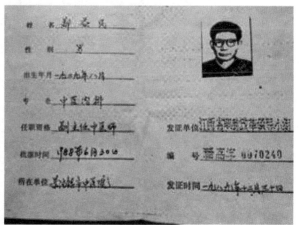

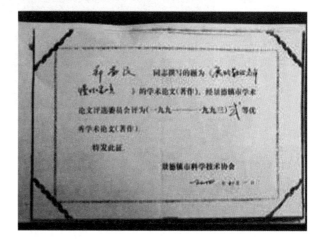

固喘汤等纯中药制剂，解决了久治不愈的妇女不孕症、咳喘、阳痿、类风湿、尿失禁等疑难杂证。一生带教江西中医学院等毕业生达数十人，其人也载入

《江西省当代中医名人志》《中国高级医师辞典》史册，传承人子郑皓等。

郑益民1979年参加景德镇市中医院筹建工作，是景德镇中医院建院创始人之一，为市中医院及中医事业的传承与发展洒下了辛勤汗水，退休后先在景德镇珠山区开设中医诊所，后因患输尿管肿瘤，治疗效果欠佳，血尿长达八年之久，后去南京军区总院进行手术治疗，并结合中医药治疗才得以控制。输尿管肿瘤治愈后他又回景德镇市中医院继续从事中医专家门诊工作，直到病故。

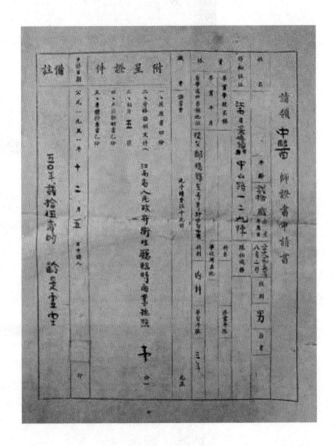

桥亭山走出来的国医大师

李济仁先生1931年1月6日出生于黄山市歙县南乡山区小川乡的桥亭山。家境贫寒，十二岁因得一场疟疾，感悟到"天下之至变者，病也，天下之精者，医也"，于是毅然决然弃学从医，拜第一位恩师汪润身先生学习岐黄之术，成了新安地域步入岐黄年龄最小的医生之一。三年出师之后，先生毛遂自荐拜"张一帖"第十三代传人张根桂为师，并与张根桂之女张舜华共同承担起了传承弘扬"张一帖"的历史重任。先生十七八岁便崭露出岐黄之术的过人天赋，二十岁独闯三阳，开设"李济仁诊所"一炮打响，屡起大症重候，就诊的病人络绎不绝。之后就任大区联合诊所、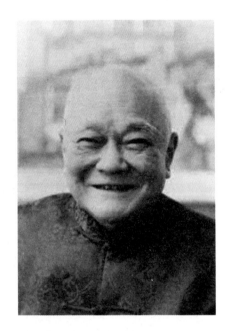
县人民医院，直至安徽中医学院，一步一个台阶，从乡村到县城，再到省城，似中医殿堂里的千里马，奔腾在中医药学的草原上，尽显英雄本色。先生工作于皖南医学院弋矶山医院，非中医名流医院，又非省城近水楼台，然先生以高深的基础理论，独具特色的学术思想，应手而效的临证经验以及"医者仁心"之大医情怀，获得首批全国7名《内经》专业硕士研究生指导老师、皖南医学院终身教授、首批全国500名老中医、首批国家级名老中医学术经验继承人指导老师、首批全国中医药传承博士后合作导师、首批"中国百年百名中医临床家"及全国首届三十位国医大师之一；享有"中华中医药学会终身成就奖""中华中医药学会终身理事"殊荣以及"国务院政府特殊津贴",并且为唯一入选首届全国文明家庭的国医大师；入选了2016年由中央电视台组织发起的"全国十大最美

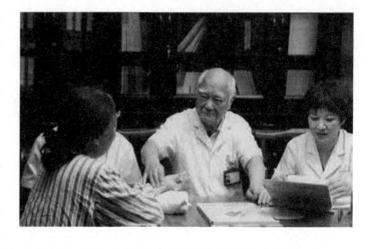

医生",委派女儿李艳去北京接受了习近平等党和国家领导人亲切接见。

2020年1月，新型冠状病毒肺炎在我国暴发后，先生不顾已九十岁高龄，时刻关注疫情的发展，并于第一时间联系上自己的学生——受命带领中医专家组奔赴武汉的中国中医科学院首席研究员、中国科学院院士仝小林，磋商中医药抗疫大计。先生一边与任弋矶山医院中医科主任的女儿李艳仔细研究"新冠肺炎"疫情的特点，为安徽省第六批援鄂医疗队提供因地制宜辨证用药的建议，一边坚持临床接诊，指导前线医生诊疗，协调开展危重症患者的远程中医会诊，以"如何提升机体免疫力对抗新冠肺炎"为主题进行电视直播讲座。2020年12月，先生又成为入选中国中医科学院首届学部委员会委员的国医大师。

先生注重理论指导，强调学习中医必须对中医经典熟稔于心，只有夯实理论基础，才能在临床中得心应手。先生尤其精于《黄帝内经》，学有渊源，博览群书，通晓岐黄家言，是我国《内经》学学科带头人之一；先生功于临证，辨证辨病、融贯中西，通晓中医杂病，擅治伤寒、肾病、肝胆病、癫狂、妇科病、脾胃病，尤擅痹证、痿病等顽疾，在痹证和痿证的诊治方面积累了丰富的经验。受明代新安医家吴崑的"痹痿合论"启发，先生提出了痹痿合论的治疗原则。先生不囿于"张一帖"家法，创立效方达药，对中医治则、治法多有发挥，在辨证用药上制定了择时施治等原则，具有重要的临床价值。先生熔经方、时方、验方于一炉，解决了一些世界性疑难痼疾的难题，是中华中医药学会风湿病学会"五老"之一。

20世纪70年代末，全国掀起了中医文献研究的热潮。先生积极倡导开展新安医学研究，主张发掘新安医学这座丰富的宝藏，并十分专注于新安医学著作的校注整理工作，潜心总结新安医学证治的特色与规律。1985年12月，

先生冒着纷飞的大雪从芜湖赶赴屯溪，参加了首届安徽省新安医学研究会成立大会暨第一次学术讨论会，在大会上宣读了新安医学研究论文《程杏轩及"杏轩医案"》，交流了新安医学研究论文《吴崐与"素问吴注"》。这次大会上，先生当选为安徽省新安医学研究会副会长。之后，主编出版了《新安名医考》《杏轩医案并按》《大医精要——新安医学研究》《李济仁新安医学考证》《李济仁医论医验选集》以及《李济仁痹证通论》等十几部专著，并与中国中医科学院余瀛鳌教授、安徽中医学院王乐匋教授共同主编了《新安医籍丛刊》大型新安医学综合类全书，第一次系统地考证梳理和校对注释，总结归纳新安医家的诊断治疗特色，对于新安医学乃至中医药学的守正传承、发展和创新做出积极而不朽的贡献，被业内尊称为新安医学研究"三老"之一。

李济仁先生驾鹤西去，是新安医学以及中医药界的一大损失，我们失去了一位广受爱戴的良师益友，失去了一位和蔼可亲、为中医药事业奋斗终生的模范共产党员。我们追忆先生的功绩，我们继承先生的学术思想，守正创新，让新安医学之花更加灿烂。

苍龙日暮还行雨，老树春深更著花。济人济世济众生，心涵雨露万千家。

（张贵才）

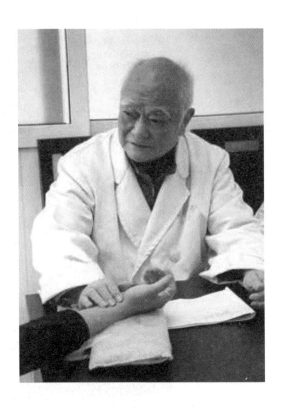

旅居景德镇的祁门籍名中医——江有源

江有源，1940年2月出生，祁门县历口镇江村人，主任中医师。1957年就学于江西省景德镇医专中医专修科，毕业后一直从事中医临床工作，历任景德镇市第三医院中医科主任，兼任中国针灸专家讲师团副教授、江西中医学院教授。从医40余年，主攻针灸及内科疾病，于崩漏、尿路结石、慢性肾炎等症积累了丰富的经验。1975年参加中国医疗队赴托尼斯。运用中医针灸治疗患者4万多人，在景德镇市三院创建中医科中，突出"一针、二灸、三中药"的传统方法，成为江西省针灸临床教学基地，著有《针灸，经络，经穴治疗》《针灸各家学说讲义》，撰有论文20篇。为中国针灸学会理事，中国针灸学会文献研究会副秘书长，江西省针灸学

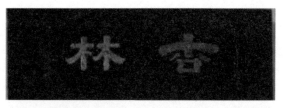

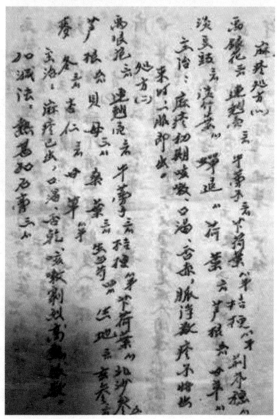

会常务理事，景德镇市针灸学会会长。

江有源从1977年开始以针灸为主、辅以中药对397例尿结石进行临床研究。他采用原络配穴法攻补兼施以扶正祛邪。刺肾经井穴有较强的通络利尿作用，同时能使肾区绞痛有较明显的缓解，并认为在治疗尿路结石的过程中，剧烈腰腹疼痛时，及时施针服药，结合适当的护理，多可排出结石，而针药合用则可明显提高疗效，排石有效率达86%，总结临床经验的两篇论文入选1990年巴黎世界针联二次学术大会，并入国家科委1990年科技成果公报。

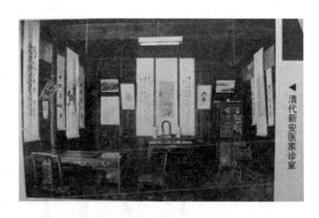

清代新安医家诊室

江有源主任中医师不仅针灸技艺精湛，而且运用中药也十分精当。这尤其体现在他治疗肾炎的经验上。他认为此症多为由阳及阴，肝肾阴亏的明显表现，治疗较为棘手，预后多不良。故对于该病的治疗原则，要重视脾肾两脏的变化。但气机不利造成瘀血阻络，在治疗法则上应引起注意。从本病的正邪关系来分析，当以正为本，邪为标。邪属于虚邪，正气虚为主。喻嘉言曾云："治虚邪者，当先顾正气，正气存则不致于害，且补中自有攻意。"在治疗水肿病

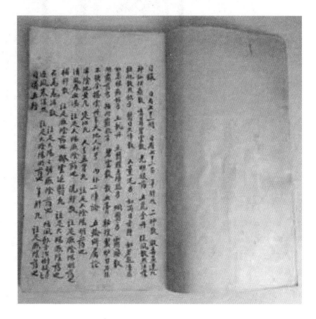

上，前贤阐言，诸如东垣补脾、景岳温肾等对该病来说应视为原则。至于发汗、利小便、逐水等乃为治标之法，水退之后又会复肿如初，对治疗整个慢性肾炎的过程来说，当以扶正固本为先。

他提出以温补脾肾、通络渗湿的法则，经多年临床验证，疗效颇佳。用药如下：益智仁10g，骨碎补12g，楮实子12g，川续断12g，漂白术15g，女

贞子18g，桑螵蛸3g，生蒲黄10g，西红花2g，蒲公英15g，飞滑石15g。加减法：水肿明显者可选化湿醒脾、宣湿渗湿之品，宣木瓜10g、草果3g，大腹皮6g；属肝肾阴亏者去楮实子、桑螵蛸加丹参15g，龟板15g，枸杞子15g。方义：肾为水火之脏，主化气而利水。脾为湿土，喜湿恶寒湿，王冰言："益火之源，以消荫翳。"本方选用益智仁、骨碎补、川续断鼓舞肾气，温补肾阳。但阳根于阴，故以女贞子甘苦以坚阴，又无地黄滋腻之弊，阳得阴助，生化无穷。楮实子温养利水，益肾而不伤正，漂白术用可壮腰、健脾、化湿。桑螵蛸、滑石一涩一通，权其平衡，而桑螵蛸更有固摄肾精的作用。生蒲黄合红花活血化瘀、通络止痛，得诸药而振奋肾气，促进循环改善，用蒲公英意在通淋泄浊，故诸患易愈。

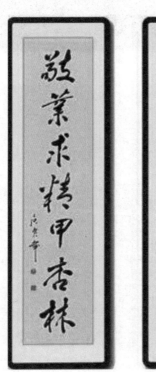

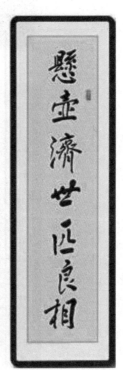

一张老照片

——斑斓岁月曾辉煌

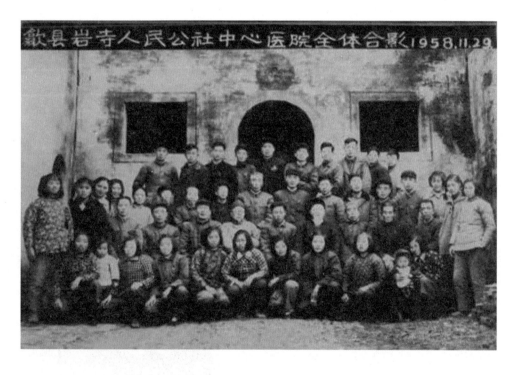

　　性项目——中医诊疗法（西园喉科医术）第九代传人，八十五岁高龄的郑铎先生拿出了一些老照片，其中一张拍摄于1958年11月的歙县岩寺人民公社中心医院全体合影的照片深深地吸引了我们。这张照片被珍藏了六十多年，仍然清晰完好，照片中的人物历历在目，犹如打开了新安医学宝库的一扇窗，映射出斑斓的历史岁月中新安医学世医家族链的繁荣与兴盛，展现了新安医学曾有的辉煌。

一、郑氏喉科，一源双流

歙县郑氏家族从业喉科，始于清·康熙五十年（1711），郑于丰、郑于蕃两兄弟随家父郑以相客商江西南丰。时置其父病阴阳结，偶遇福建盱水名医黄明生先生，故请黄先生为父诊治。黄明生先生医术精湛，尤擅喉科，一诊便愈，兄弟二人大为惊叹。于丰、于蕃兄弟见黄先生治病，轻以药剂，重以针灸，随手奏效，活人甚众，于是兄弟二人便不约而同产生了拜师学技的念头，几番周折，终以如愿。学成后兄弟二人返里成家立业，各自悬壶。于丰住宅南园，于蕃住宅西园，兄弟同济岐黄，故而留下了"南园""西园"兄弟喉科"一源双流"之美谈。不仅成就了当今四大喉科之流派，而且其两园共计八人（郑宏纲、郑宏绩、郑承瀚、郑承洛、郑承湘、郑承海、郑麟、郑麈）被载入《中医大辞典》，留下了《重楼玉钥》《重楼玉钥续编》《咽喉辨证》《喉白阐微》《篷余医语》《喉科杂证》《喉科秘钥》《愚虑医草》《医学正义》《喉菌发明》等大量的医学专著，至今仍为从业喉科学者重要参考书籍。

郑渭占（1882—1966），字梦熊，号思慎，晚年自号松巢老人。郑渭占为郑赞钦之长子，郑氏宗族三十一世祖，歙县郑村郑氏"西园喉科"第七代传人（合影中位于二排左座四）。

郑维熊十七岁读完私塾，随父郑纂钦学习喉科三年，弱冠之年独立应诊，擅喉科。而立年时，郑渭占就已是享誉歙邑之喉科名家。但其仍心有不足，为了提高综合医术水平，郑渭占又拜师歙县名医王仲奇学习内科、妇科、儿科专业，有着很高的学术造诣。郑渭占一生从医六十余年，佳话甚多，王仲奇先生迁居上海后，每遇喉科怪症，遂约在徽州的郑渭占前往上海出诊，渭占往往一诊平复。上海诸多名士

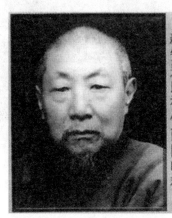

新安郑氏祖传西园喉科第九代传人郑渭占

请其留沪，只因其恋及家中老小及乡邻而仍返故里。抗日战争时期国民党第三战区司令长官顾祝同患咽喉重疾，奄奄一息，遍访中、西医家未愈，悉闻歙邑有喉科名家郑渭占，遂派专人专车将渭占先生请去江西上饶司令部。郑渭占望病后，手术、粉药、汤剂并举，顾祝同当晚就能进食，可谓手到病除，

立竿见影。

新中国成立后，郑渭占响应政府号召，率孙郑铎积极参与组建联合诊所，成立岩寺地段医院，1958年改为歙县岩寺人民公社中心医院。1960年8月郑渭占被选调歙县人民医院中医科，并被聘为徽州地区人民医院名誉中医师。其将诊病医案、处方整理成《松巢秘录》一书，于1957年撰成。《松巢秘录》收入了郑渭占先生一生临床的典型医案及见解，还著有《证治合参》一书，对喉科的疑难杂症从辨症到立法及方药都有详细论述。

郑铎（合影中位于四排右四），字震铎，号振之，1936年10月出生于北京，安徽歙县郑村郑氏宗族第33世，郑氏"西园"喉科第九代传人。中医主任医师，安徽省名中医；国家级非物质文化遗产传承人，首批全国中医流派郑氏喉科工作室负责人；中国农工民主党党员，安徽省新安医学研究会理事，中国抗癌协会会员等。

郑氏西园喉科系歙县郑村郑氏创于清·康熙年间的中医专科，至今有三百余年的历史，世代家传，推陈出新，名医辈出，在江南享有"手到病除，杏林奇葩"之美誉，其秘药医术在中华喉科领域至今仍居先锋地位。作为西园喉科第九代传人，郑铎深受祖父郑渭占喉科秘方秘术嫡传，并在其七十余年的临床实践中承祖求新，内治外治，或攻或补，烙法、穿刺、针灸配合等都是其对传统家传医术的发展和创新，对喉科的疑难杂症有独特的疗法和用药，以达到立竿见影、起死回生之功效，而且对于早期口腔和喉部癌症也有较好的疗效，他是全省乃至全国都有影响的中医喉科专家，人称"喉科一绝，黄山一宝"。

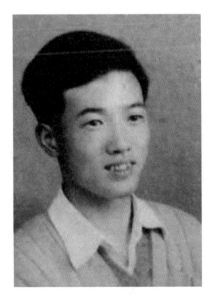

青年郑铎

面对祖上深厚的历史文化积淀，郑铎承上启下，亲授子、女喉科医业，将三个子女培养成当今有影响的中医喉科名家。如今，郑氏"西园"开枝散叶，根深叶茂。郑氏孙辈作为当今郑氏第三代，即西园喉科第十一代传承人，孙儿孙女双双从业喉科，为郑氏西园喉科续写着新安医学世医家族链的传奇。如果说郑氏四世祖郑鏖之妻许氏，当年为了郑氏西园得以传世的喉科技艺香火不断，不得已而媳传夫业，成了郑氏西园历史上首位"西园女医生"，而如今，则是郑铎先生慧眼识珠，培养了子孙两代三男两女郑氏"西园喉科"世医家族医学团队，表现的是一种追求，充分体现了郑铎先生对中医喉科事业薪火相传的大爱与情怀。在郑铎先生的引领之下，郑氏西园祖孙传承，三代同科，为源远流长的郑氏西园历史长河谱写了新的篇章。郑铎为中医喉科事业承前启后，可谓厥功至伟。

1.郑氏喉科学术思想

《黄帝内经》有云：肺为诸脏之华盖，藏真高之气于肺经也，故清阳出上窍浊阴出下窍，若世人不知保元风寒暑湿燥火之六气，喜怒忧思悲恐惊之七情，役冒非理，百病生焉，病疡既成须寻所自，若喉痹乳蛾缠喉风喉闭喉疮风毒热毒等症，当刺者则刺，不可乱医。宜吐者则吐，不可妄治。须识其标本，辨其虚实，而攻导之，不失其法临症变通，功效立见，其患自安。《重楼玉钥·原叙》曰："人之一身百症皆可致危，独咽喉之症尤危之危者，不炊黍间毙不可立俟。"在学术上，郑氏既承家传，又广征博采。治疗喉症主用辛凉，着眼疏降，重视养阴化痰、凉血散血等法，且巧于化裁，崇古而不泥古，多每出新意，名播徽州诸邑。在几百年郑氏西园喉科的传承史上，历代郑氏医家遵循这一法旨，八纲辨证，望闻问切四诊合参，诊断精准，治法恰当，心到手到，药到病除。在郑氏西园喉科的发展史上谱写下了一段段传奇的佳话。

1826年法国人索里通（Bnetonnean）刊行一部白喉专著，他根据典型的症状——白膜，定名为白喉，并介绍了气管切开术，是国外医学史上一部最早而完整的资料，但是比之郑氏的论著，已经迟了三十余年之久。其后诺贝尔奖于1901年开始颁发，获得第一次医学与生理学奖的就是研究用血清治疗白喉的德国人冯贝林（E. A. rom. Behing），他发现白喉抗毒素是在1895年，而郑氏创制的"养阴清肺汤"最迟在1795年以前，正好是相差了一个世纪。我国开始使用白喉抗毒素约是在1956年，因此足见郑氏这一成就，无论从理论到实践，从国内到国外，还是在时间上都处于世界领先地位。"养阴清肺说"不仅奠定了中医药防治白喉的理论和经验基础，丰富了中医喉科急症治疗学的内容，而且扩大了多种阴虚肺燥病证的治疗思路，应用领域不断拓展，对当今传染性非典型肺炎、甲型H1N1流感、禽流感、手足口病及"新冠肺炎"等三十余种烈性传染病的治疗不无启迪。

2.郑氏喉科临证特色

郑氏不为前人所囿，反对墨守成规，总是在传承家学的基础上，守正并创新发展老祖宗留下来的宝贵遗产。郑氏遵古而不泥古，敢于超越前人，乐于接受新事物，在前辈的临床治疗方药基础上，精益求精，不断创新，可谓通理古今，学贯百家。其既保留了"郑氏西园"认证准，用药专、内治外治兼备，汤药散剂并举，汤药调其根本，吹药直达病所，辅以"镜"视其"灶"，刀针以刘病根之特色的一整套完备的诊疗方法，又善于总结，并将临证中遇到的少见且具有典型意义的疑难病症的诊疗医案、用药途径及心得体会等记录下来，汇织成册，以馈后学参考借鉴。其模范地秉承了祖辈良好的医德医风，耐心细致地对待每一位患者，始终保持着良好的医德医风，体现了新安医学"医以活人为心"及"医者仁心"大医之情怀。郑氏临证首重望诊，尤其对初诊患者除察貌观色外，还十分注重悉心倾听患者的主诉，从病因、病机着手耐心详尽地向患者解释其病情、体征、症状之间的相互关联，指导、教授患者一些基本的减轻病痛或预防疾病的保健方法，而从不单以切脉述病，故神其技，每每是在一种轻松愉悦的氛围中消除了患者思想上的顾虑，使其精神状态立马好转，乐于积极配合治疗，从而更有效地发挥药物的治疗作用。郑氏不仅擅治内科，尤其善于诊治各种咽喉疾病，采用内服外治法，配制祖传秘药，敷于患部直接吸收，如各种口腔黏膜疾病，如口糜、口疮、牙龈炎等，并攻克了一些疑难杂症，如食道癌早、中期患者用家传散剂加中药汤剂治疗效果显著。同时对甲状腺囊肿采用中药治疗后囊肿能完全消肿。对于急慢性咽喉炎、滤泡型咽炎、咽痒、咽干、咽喉异物感、干咳等症的治疗有着独特的效果，治疗治愈患者数以万计，赢得了全国各地广大患者和一些海外患者的普遍赞誉。

二、忠堂肺科，声名益噪

　　方乾九（合影中位于二排右座四），生于1876年，歙西忠堂村人，为"忠堂肺科"创始人。方乾九自幼家贫，14岁时去苏北兴化县一当铺做学徒，20岁经舅父介绍，投师苏北吴成斋医师学习岐黄。乾九24岁学成返里，开设方氏诊所悬壶。方乾九平生治学严谨，白天忙于诊务，夜晚则潜心研究岐黄经典医籍。夏日昼长夜短，为防学习困顿，其常置双足于盛满凉水的水缸中，诵读至深夜。其虚心求教于乡贤，医道日进。乾九先生临证治疗，总是一丝不苟，遇疑难之证，从不轻易处方，必查阅书籍，沉思揣摩，悟出其宗，然后制方遣药。晚年重舌诊，潜心脉理，察脉诊病，心神灌注。乾九先生擅治内科杂病，尤精调治肺痨咯血等症，颇有奇验，名著于时，人称"忠堂先生"。

　　新中国成立后，方乾九于1950年任歙县医师联合会监委，1952年参加岩寺联合诊所，后改为岩寺地段医院、岩寺人民公社中心医院，当选为歙县第一届人民代表大会代表。耄耋之年仍坚持门诊，名噪皖、江、浙、赣，慕名求治者络绎不绝。1961年，方乾九先生卒，享年八十六岁。方乾九一生授徒37人，长子建光、次子在之（合影中位于三排左二），侄方泳涛，门人巴坤杰、方建民、胡文田、丰文升、丰仁贤、丰文涛、罗仲祥、张洁扬、张祥林、殷巨宾、许维心等均有医名。方乾九先生尚遗有处方医案，歙县卫生局曾组织辑成《方乾九医案》传世。

方建光（1900—1968），字宝衡，方乾九之长子。建光幼读于私塾，天资敏捷，十四岁从父方乾九学习医学，十八岁考入杭州省立医专，二十三岁返里行医。曾任歙县省立三中校医，歙县中医师公会理事。擅长内科，尤精治疗肺痨、咳血、蛊胀诸证，人称"忠堂肺科"。方建光深受新安各医家学说之熏陶，辨证务究其理，处方随证化裁，临证察病，拟方用药，不拘一格。诊务日繁，医名益著，江南数县及苏浙等地，慕名求医者众。新中国成立后，1952年积极与其他医学世家筹建岩寺联合诊所，任副所长。1956年受聘任安徽省防治血吸虫病研究委员会委员、歙县血吸虫病研究组副组长。同年调任安徽省立医院中医科主任，主持"慢性肾炎"的临床研究。1959年，安徽中医学院成立后，兼任学院教师，授诊断学。讲课结合实践，深入浅出，生动有趣，深受学生好评。曾多次被评为先进工作者，总结四十余年之医疗经验，撰有《诊疗随笔》一册，内容涉及内、妇、儿、鼻、喉诸科。

方泳涛（1903—1979），字起沂，歙西忠堂人氏。幼读私塾八年，少年随父至江苏海门典当铺做学徒，二十岁时立志学医，于1923年弃贾返里，耕读于叔父方乾九门下，勤奋临证，苦读百家之作，1932年徙居屯溪开业行医。其诊疗谨慎，善于研思，治验效显，名闻于时，徽州各地及浙江开化、淳安、江西婺源诸县，求诊者众。新中国成立后，于1951年加入屯溪市中医联合诊所，任所长；1960年合并为屯溪市中医院，任第一门诊部负责人；1962年受聘为徽州专署医院名誉中

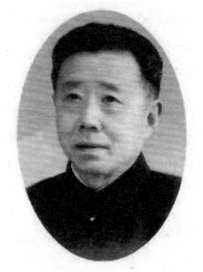

医师。曾先后任休宁县第三届人代会代表、县人民委员会委员，县政协常委、屯溪市人民代表、政协委员以及徽州地区中医学会副理事长等职，并多次被评为地区、市、县先进工作者。

方泳涛先生毕生崇尚医德，关心病人疾苦，治学严谨，殚精竭虑，擅治内、妇、儿科，尤对外感热病多有研究，辨证遣方，颇具心得，留有大量临证医案。由于一生忙于诊务，无暇著述，由后人辑成《方泳涛医案》存世，其妇科治验为全国高等中医院校编入《中医妇科学》教材。女瑞英、瑾英，子元勋从其学。

1.方氏学术思想

方氏医学创始人方乾九为医一生，勤奋好学，获验颇丰。对当时严重影响百姓身心健康的四大疾症之一的肺痨（肺结核病），精心研究，积累了丰富经验。从所留《临证医案》部分遗稿来分析，方氏主以清络保肺法则贯穿整体辨治思路中。方氏受金元四大家之一的丹溪学术及新安明代汪机"固本培元"学术思想的影响，推崇汪机"正气存内，邪不可干"观点，主张临床上要慎用苦寒之味，以通过阳生阴长来达到补阴的目的。"参、芪"味甘能生血，气温可补阳，而且是补脾胃的圣药。脾胃无伤，营卫便有所资，元气便有所助，邪可不治自除。故方氏临证察病，拟方用药务究其理，处方随证化裁，不拘一格。

2.方氏临证特色

方氏采用中医中药治疗，取得很好的疗效，在百姓中创立了"忠堂肺科"中医品牌，给予了患者战胜肺痨的信心。其《临证医案》收有咳嗽咯血处方11张。经方脉分析，方乾九肺痨辨治特色，结合体征对症治疗。方氏认为，症多有慢性咳嗽史，若阴虚肺火内炽而致肺络迸裂咯血，治则须以祛瘀生新，固络止血与清肺化痰止咳并施。处方用药止血常以仙鹤草、藕节、白芨等；清肺火则用元参、丹皮、生地、甘菊、山栀等甘寒药物；用杏仁、紫苑、款冬、贝母、瓜蒌皮、旋复花等以化痰止咳，咳止才可减少肺络损伤，避免暴涌。当咯血止后，重在治其本，则需易以养阴葆肺滋肾、培土生金药物予以调治，常用野茯苓、川石斛、琼玉膏、白芍、南烛、山药之类养阴滋肾药物。对纳差、消化不良等，常用谷芽、六曲、苡仁米、扁豆衣等健脾开胃，培土生金；痰出不畅用冬瓜子、丝瓜络、瓜蒌衣等化痰排脓。方氏还善于运用川郁金为君药，起到行气解郁、祛瘀生新的作用，配伍甘寒清肺祛瘀生新固络之剂，迅速扭转大咯血症状。对病情重者，要求日服药二剂，一日服四次，及时止血。病久肺肾阴虚，津少乏供，故需以养阴葆肺滋肾生津合法，以改善肺肾阴虚，恢复肺脏清肃功能。对早期感染大量咯血，首应祛邪、固络止血，采用清肺化痰退热固络之剂。而对于反复咯血，络裂难固，气阴两伤，阳失外护，自汗频泄，则以参、芪益气固表，以防虚脱，再予化痰止咳保肺益肾、培土生金，以弥补空洞。这在当年无胸透等检查条件下，仅凭经验判断来治疗，可见经验医学十分重要。

三、曹氏外科，六世传承

曹氏外科始于歙县蜀口，其先祖曹启梧（生卒年月不详），为清末年间新安医学六大医家之一。曹氏祖居歙县潜口乡蜀口村，祖传六代，历经百余年，经长期的临床实践，积累了丰富的临床经验，独具特色，为病家所称颂。曹氏外科具有良好的医疗道德，在当地享有较高的声誉。

曹叙彝（1906—1969），字典成，"曹氏外科"第三代传人（合影中位于二排左三）。典成自幼和兄长曹叙峻（字崇竹）一同随父曹益新学医，深得外科真传，居蜀口行医，闻名于时。1932年，其父曹益新率长子崇竹迁居富碣村后，典成继续留在蜀口行医。直至新中国成立后，典成先生参加了歙县岩寺区和潜口联合诊所、卫生院工作。典成先生不但谙熟外科医术，并对中医内科颇有研究，因中年患喉头结核而哑音，故又有"哑半仙"之称。

曹嘉耆（1917—1972），字荫彭（合影中位于三排右一）。十五岁随祖父益新、父崇竹学外科五年，二十岁悬壶乡里。1932年随父崇竹迁至富碣行医，1948年移居歙城大北街专治中医外科。1950年任歙县医师联合会常委，1956年参与组建城关联合诊所。同年参加中国农工民主党。从1954年起连续被选为歙县第一届至第六届人民代表。

曹嘉耆承继祖业，且博采众长，对脑疽、发背、五肿、骨疽、乳痈等疑难病症有着丰富的临床诊疗经验，远近求医者众。

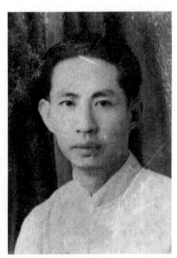

曹嘉耆先生

1.曹氏外科学术思想

中医外科疾患虽以局部病变为主，但究其病因，多从内发，无论是审证求因还是理法方药，都离不开中医的整体观念。故曹氏认为：外疡与内证异流而同源，并不是单纯的一方一药的治疗，亦非一个膏药，一撮药粉所能奏效。若不通读《内经》《伤寒论》等经典著作，不谙熟医理，不明脉理，则不可为疡医。故主张习外科者，应重视对基础理论的学习和研究，必须学习中医经典，并强调理论联系实际，理论为临床服务。尝曰："谙熟医理脉学，得内外之术，每遇内外重病者，心中坦然，一经调治则得心应手"。曹氏十分赞赏清代中医外科三大派之一的"心得派"外科大家高秉钧，高秉钧（1755—1829），字锦庭，号心得，锡山（今江苏省无锡市）人。崇其"凡治痈疽，初觉则宣热拔毒，既觉则排脓定痛，初脓毒成而未破，一毫热药不敢投，先须透散，若已破溃，脏腑既亏，饮食少进，一毫冷药吃不得，须用和营扶脾"之观点。尝曰：此乃外科理法方面之准则。曹氏认为，素体虚弱，卫气不固，感受暑热之邪，复因阴寒内侵，暑卫寒束，腠理闭塞，脉道阴滞所致。当以温散通阳，宣通脉络为要。若过服寒凉，岂不更迫寒邪伏内，气血凝滞，焉能消散耳！故曹氏强调谙熟医理，精于证治；发扬特色，力求创新。

2.曹氏外科临证特色

曹氏博采众方，融贯众家而为己用，意在创新，亦为曹氏外科的临证特色之一。曹氏外科临证擅长运用外用药物，注重外治，研配效方。其认为：外科治病，应重视外治法，因外治法简便易行，药性直达病所，收效甚快。如在痈疽初起阶段，正确地运用外敷药，对于一些经久不愈的溃疡疮口及皮肤病更是具有显著疗效。痈疽疮疖多由外感六淫邪毒、外伤积瘀、情志内伤、饮食不节、房事损伤、痰瘀内滞等因素所致。其病机则由于局部的气血凝滞，壅阻于肌肤、经络、筋骨之间。曹氏在配制此类外用方剂，大多不细辨病因而是选用具有活血止痛、温络散寒、化瘀软坚、散瘀消肿作用的药物。在剂型方面多以箍围药和膏药为主，并常在同一方中将温通散结与清热散结药合用。如在治疗由于风寒湿痰侵袭脉络，损伤筋骨而致阳气失和，气血凝滞的阴疽肿块，用葱蜜调敷的"南星阴消散"中，既有温热发散、逐寒化痰之品，又有清热解毒、化痰散结之物。而在治疗风热火毒相结、气血不通、红肿硬块的"阳消乾坤散"中，虽以清热散结之品为主，亦用了温热化痰之品，可见其主张的寒热并用这一独具特色的观点，也体现在外用配方中。

对于慢性溃疡、臁疮、漏管等疮口的外治疗法，曹氏主张：疮口内的腐败组织、漏管内的异物息肉及骨疽形成的死骨必须清除，否则不利于新组织的生长，影响溃口的愈合。尝曰："腐瘀不除，则新肌不生也。"曹氏研制的以"朱砂生肌散"为基础方的拔脓生肌外用方剂，就是遵照去瘀生新这一原则所拟定的，用以治疗溃疡效果颇佳。曹氏还常以绵纸搓成细线，蘸药插入久不收敛的溃口、漏管窦道及手术的疮口，以起到提脓祛腐、拔毒引流的作用。对于漏管、窦道主张药线开始一定要钉到底，否则脓管不易腐浊。曹氏外科还十分讲究外用药物的选择，非地道药材不用，并严格按照药物的配制规范要求,该水飞的要水飞,该另研过筛的则不得一点马虎,并强调:外用药切切要细,必须研至无声,方可使用,一律过140目筛,否则用于肿疡药性不易渗透而影响发散吸收,用于溃疡则使疮口疼痛而影响愈合收口。

此外,照片中还有南园第七世传人郑墨西(1889—1959,合影中位于二排右三)。名维林,歙县郑村人,郑氏"南园喉科"第七代传人,郑沛之长子。墨西克承家学,治喉症颇有经验。还有"澄塘外科"罗履仁(1914—1996,合影中位于二排左二),歙县潜口乡澄塘人,歙县人民医院副主任中医师。罗履仁青年学医,专业中医外科,设诊所于澄塘。1953年参加潜口联合诊所,后入歙县岩寺地段医院。1959年4月,歙县创办中医学校,调任该校教师。1961年6月,因精简机构,中医学校停办,调任歙县人民医院中医外科医师,1966年"文革"中兼治内科。罗履仁医德高尚,用药灵活,尝于平淡中出奇制胜,名播四乡。还有"岩寺内科"的金霁时(合影中位于三排左四),霁时为歙县岩寺人,少从兄雨时学医,医学理论根底扎实。1929年在上海开设诊所,1934年移居于杭州行医。抗日战争爆发后杭州沦陷,于1944年回到家乡岩寺业医。金霁时为人刚正不阿,对穷人关怀备至,常免费义诊,擅治疑难杂症。新中国成立后,于1952年加入岩寺联合诊所、地段医院,1961年受聘于歙县人民医院中医师,享年七十六岁。另还有"岩寺伤科"鲍渭川(合影中位于二排右二)等。

新安医学的历史贡献十分突出,历代新安医家也是从事临床的居多。新安医家流派的产生与发展,多以儒医群体和世医家族为师承,形成了其自身特有的医学教育模式和家族链特征,是新安医学得以发展的重要形式与源泉。自宋朝以来,数百年的世系医家很多,家族社会的宗族色彩在新安医学中有着鲜明的时代映征与社会烙印,世代相传,代不乏人。部分名医世家一直延续下来,至今不息,且名声益噪,经久不衰,这张老照片可以清楚地印证20世纪五六十年代新安医学曾经的辉煌。岩寺(今黄山市徽州区),位于歙县西11公里,距屯溪(市府所在地)16公里处,为历史上徽州府所在地歙县的一个镇,人口约9万人。在这块弹丸之地,斑斓的历史岁月中新安医学世家汇集如此之多,内、妇、儿、外、喉科、伤骨、针灸、推拿科类齐全,名医之多,享誉之高,充分体现了新安医学世家薪火传递的深厚文化底蕴以及中医药在徽州自古以来的群众基础与受欢迎之程度。

(张贵才)

《伤寒论条辨》与康熙年间浩然楼刻本

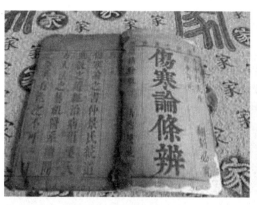

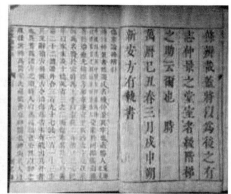

《伤寒论条辨》是明代医家方有执所编著。方有执（1522—？），字仲行，明代医家，安徽歙县人。因前后两妻及子女五人病死而发愤学医，四方游学。

方氏推崇仲景之学，精心于《伤寒论》，认为治伤寒要"心仲景之心，志仲景之志以求之"。方氏认为《伤寒论杂病论》经王叔和编次，已有改动；而经成无己的注解，又多窜乱；后世之人惟徇私己，冠履倒置的情况更是严重。于是历经二十余年，方氏对《伤寒论》逐条加以考订，在七十一岁时完成《伤寒论条辨》8卷。其后，喻昌、张璐、吴仪洛、程应旄、周扬俊、

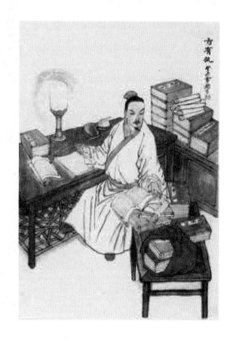

黄元御、章楠等医家承其学，形成《伤寒论》错简重订学派。

《伤寒论条辨》书成于万历二十年（1592）。全书共分八卷，卷末附有"本草钞""或问""痓书"各一篇。先以"经络内景图说"叙明伤寒论"六经分治"和"表里病位"的关系；次以"风伤卫""寒伤营""风寒两感，营卫俱

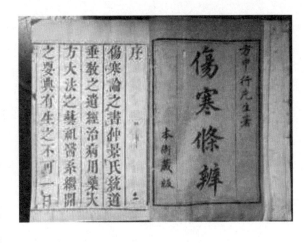

伤"为"太阳病"的三大提纲，各以有关条文加以归纳；并以同样的处理方法，辨明"阳明病""少阳病""太阴病"……以及"温病""风温""霍乱""痉""湿""喝"等各种病症的主、次证和治疗问题。《伤寒论条辨》的特点在于作者对《伤寒论》第一次做了较大的移整和考订。

作者认为《伤寒论》代远年湮，早已失仲景之旧，即是王叔和所编次的，亦为后人所改易了。他说："窃怪简编务册，颠倒错乱殊甚。盖编始虽系于叔和，而源流已远，中间是易世殊，不无蠹残人弊，今非古，物固然也，而注家则置弗理会，但徒依文顺释。"自己"心仲景之心，志仲景之志，以求合于仲景之道"。便"不惮险途，多方博访，广益见闻，虑积久长，晚忽豁悟，乃出所旧得，重考修辑"。"移整若干条，考订若干字"。不是仲景原文，而是王叔和"述仲景之言，附己意以为赞经之词"，但原来的篇名也为后人所纷更，《平脉法》《辨脉法》

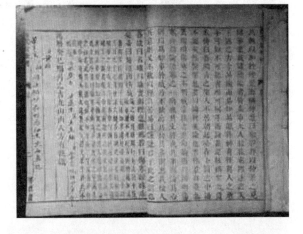

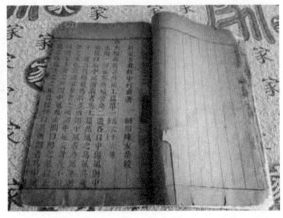

两篇虽有翼于仲景，不能置于卷首，将其置于篇末，删去了于理难通的《伤寒例》。

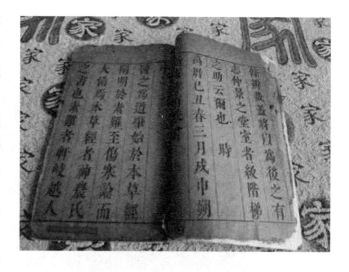

方氏竭二十余年之力，寻求端绪，排比成篇。——推求仲景之意为之考订，著成此书。有自己的独到见解与研究成就，颇受后世许多《伤寒论》研究者的赞许，这一"错简重订"治学观点也引发了《伤寒论》研究的学术争鸣。

《伤寒论条辨》自成书后，其版本流传主要有：

1. 万历年间初刻本。

2. 康熙年间浩然楼刻本。

3. 四库全书刻本。

4. 清同治四年（1865）成都过学斋刻本。

5. 清秩斯堂刻本。

6. 清苏州隆溪堂刻本。

7. 1925年渭南严氏孝义家塾刻本。

8. 1957年四川人民出版社据1925年渭南严氏原版重印本。

9. 人民卫生出版社1957年铅印本。

《伤寒论条辨》自成书后，其版本以康熙年间浩然楼刻本最为清晰，错讹最少，保存也最为完整。后面的版本很多是以康熙己亥菊秋月浩然楼刻本为底本校刻出版的。1957年人民卫生出版社又据浩然楼刊本铅印，2000年上海科学技术出版社《中国

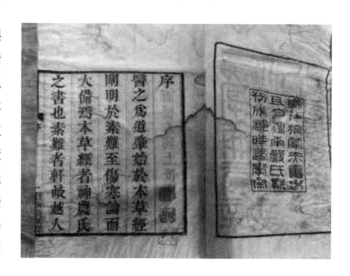

医学大成续集》也是以康熙己亥菊秋月浩然楼刻本为底本作为影印的。

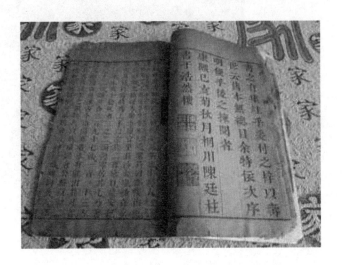

  《伤寒论条辨》作为明清时期伤寒错简重订学派的开山之作，具有重要学术影响，自其成书以来，一直是学习和研究《伤寒论》的重要参考书目。

新安医籍《名医类案》与鲍氏知不足斋本

新安医籍《名医类案》是一部古代医案类著作，共有12卷，由明代新安医家江瓘编辑。江瓘，字民莹，安徽歙县人，生年不详，约卒于公元1530年。江瓘年轻时习儒，曾度为县诸生，后因病学医。江瓘对历代医家诊治验案及经史百家文献中所记载之临证各科医案广为收集，历时20年编成《名医类案》一书，但未及定稿刊刻而病逝。之后，其子江应宿继续进行此项工作，他又用了19年时间加以补充，其中包括江瓘与江应宿本人之医案以及在江苏、浙江、山东、河北等地行医时所收集之验方，予以重新分类编辑，于嘉靖己酉年（1549）编撰完成并予刊行。

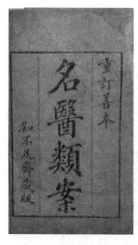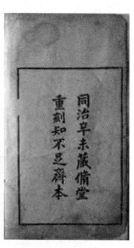

此书萃集明以前名医医案，辑录某些医案专著之案例，如许叔微《伤寒九十论》、薛立斋《薛氏医案》、汪机《石山医案》等。所载医案较为完整，多述姓名、年龄、脉证、诊断、方治、疗效，间有江瓘评论，揭示病机治疗之理，具有遣方用药之妙。此书对后世医案的总结与整理有很大影响，为历代中医医案学的奠基之作。

江氏行医中，受《褚氏遗书》所云"博涉知病，多诊识脉"之影响，特对历代医家诊治验案及经史百家文献中所记载之临证各科医案广为收集，进行整理总结及分类编排，并附以评议。

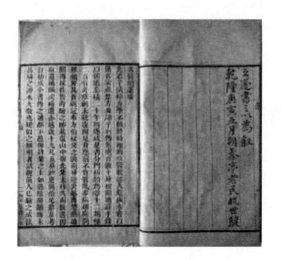

　　《名医类案》集明以前医案之大成，不仅开我国医案类书编纂之先河，而且也是第一部研究古代医案的专著，为后世医家提供了宝贵的治病经验。《四库全书总目提要》评价该书"多新驳正发明，颇为精当""然可为法式者，固十之八九，亦医家之法律矣"。

　　《名医类案》版本较多，最早为明万历辛卯（1591）原刻本，其次为清乾隆庚寅（1770）鲍氏知不足斋本及清《四库全书》本等。鲍氏知不足斋本是经过清代名医魏之琇重订，由著名版刻家鲍廷博校雠重刊。

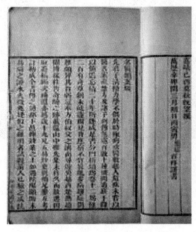
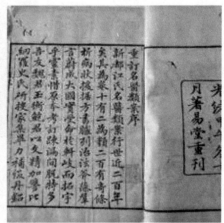

　　知不足斋是清代新安藏书家鲍廷博的藏书室。鲍廷博（1728—1814），字以文，号渌饮，又号通介叟，祖籍安徽歙县长塘，故世称"长塘鲍氏"，后随父鲍思诩移居杭州。曾一度迁居桐乡县青镇（今乌镇）杨树湾，实际生活于杭州一带。家世经商，殷富好文，父鲍思诩，不惜巨金求购宋元书籍，筑室收藏，取《戴记》"学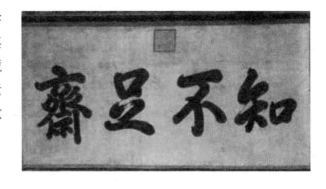
然后知不足"之义，名其
室为"知不足斋"。其藏
书印有"世守陈编之家""老
屋三间，赐书万卷"以及"歙
西长塘知不足斋藏书印"
等。鲍廷博为歙县秀才，
亦勤学好古，不求仕进，
喜购藏秘籍，所收甚富。鲍廷博还天性宽厚，好交结，重情谊，时以珍本古
籍投赠友人。

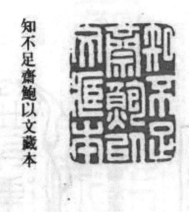

　　鲍廷博博览群书，对古籍真伪、版本优劣及收藏钞刊之经历知之尤详。
浙江巡抚阮元，曾从其访求古籍，探讨校雠，极赞其知识之渊博，并说："古
人云读书破万卷，君所读破者奚翅数万卷哉？"并赠诗称"当世应无未见书"。

祁门发现常州阳湖赵烈文天放楼藏新安医籍

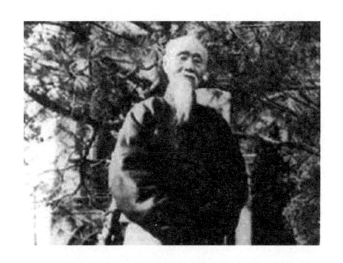

赵烈文（1832—1893），字惠甫，号能静居士，江苏阳湖（今属常州）人，出身官宦世家。阳湖赵氏是当地一个声势显赫的家族，书香门第。赵烈文的六世祖赵申乔，曾任偏沅巡抚（湖南巡抚的前身，管辖湖南地区），官至左都御史、户部尚书，号为康熙朝第一清官，卒谥恭毅。五世祖赵凤诏为进士，做过知府。曾祖赵汇，增监生。祖父赵锺书，举人，曾官丰县训导。其父赵仁基为道光六年（1826）进士，初官江西宜黄知县，后署安徽怀宁县事，升江西南赣兵备道、湖北按察使，勤于政事，所至有能声。其母方荫华是著名骈文家方履篯的妹妹，出身名族，暇则翻阅经史，兼事绘画。

赵烈文生于休宁县官署，十岁时父亲病逝，家道中落，由母亲艰难抚养成人。赵烈文在十八岁、二十岁、二十一岁时三应省试，均不中，遂绝意科举，一心钻研学问。

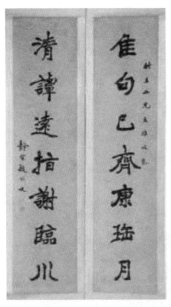

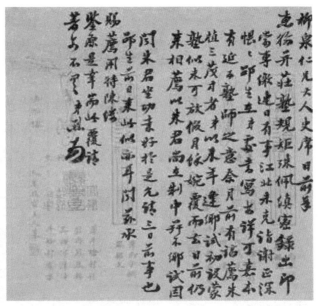

赵烈文曾受曾国藩保举，任易州知州，多年为曾国藩机要幕僚，军事上多所谋划。对佛学、易学、医学、军事、经济之学都有所涉猎。著有《天放楼集》《能静居士日记》54卷（这部五十四卷的《能静居日记》流传到了今天，现藏在台北的图书馆内）。这些是研究曾国藩和太平天国历史的核心资料之一，详细记录了曾国藩镇压太平天国起义的前后经过和语录事实。

咸丰五年，曾国藩坐困南昌，随行的幕僚大都远走。周腾虎推荐赵烈文入幕。赵烈文正好赋闲在家，于十二月到了大营。曾国藩可能也感觉到这个书生有个性，也可能是为了折一下他的傲气，便命其参观驻扎在樟树镇的湘军水陆各营，让这个书生开开眼界。没想到，这位赵先生回到大营，不仅没被镇住，还提了一堆意见，他居然很不客气地说："樟树营陆军营制甚懈，军气已老，恐不足恃。"曾国藩对这位赵先生心里不大高兴，因为曾国藩最见不得说大话的书生。也正在这个时候，赵烈文的老母

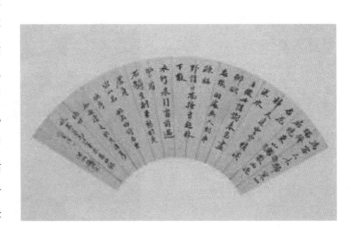

有病，赵烈文可能也看出曾国藩的心思，所以就以母病为由，向曾国藩辞行，曾国藩也没怎么挽留。这意思已经很明白，赵烈文回家走人就是了。

偏偏凑巧的是，就在赵烈文要走而未走的时候，传来周凤山部湘军在幛树大败的消息。曾国藩请赵烈文讲出为什么看出周凤山湘军不可倚重的道理，曾氏聪明，对赵烈文有了新的看法。时间一长，赵烈文在曾国藩的大营里越来越受曾国藩的器重，经常商谈军事，最后到与曾国藩无话不谈，有时一日几次。赵烈文曾随曾国藩征战祁门，为其军师幕僚。

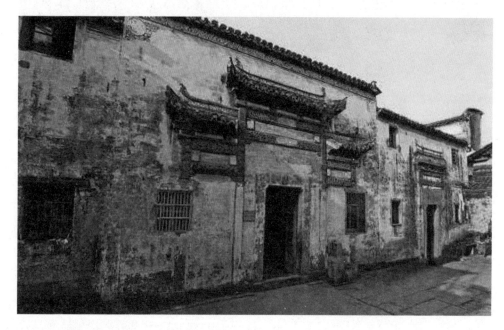

同治六年六月二十日，即公历1867年7月21日晚，时任两江总督的曾国藩与赵烈文聊天。赵烈文预言清朝50年内灭亡，其后中华大地上将是军阀割据。

历史惊人准确地应验了赵烈文的预言，清王朝终于在1911年土崩瓦解，距1867年预言它不出50年就彻底垮台正好44年。而且接踵而来的也是赵烈文所预言的长期"方州无主，人自为政"，即军阀割据的混乱局面。当然，曾、赵已分别于1872年

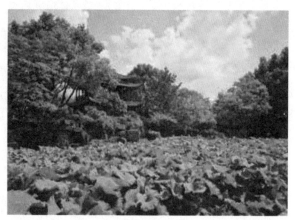

和1894年去世，并未看到自己的预言和预感"成真"。对他们来说，这或许倒是一种安慰。

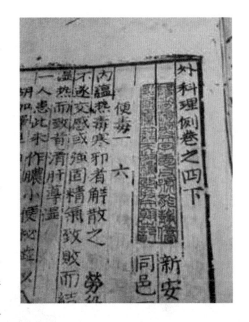

赵烈文曾寓居常熟时购置常熟城内赵园。赵园，位于常熟古城区西南隅，建于明代钱氏"小辋川"遗址。清嘉庆、道光间，吴峻基筑水壶园，又名水吾园。同治、光绪年间为赵烈文退养故里之后时购得并增建，人称"赵园""赵吾园"。民初归常州盛氏所有，为天宁寺下院，又名"宁静莲社"。当年总体格局与多数景点基本保存，以水面为中心，又借景虞山，景点众多，为江南古典名园之一。园内筑有"能静居""天放楼""柳风桥""静溪""似舫"等建筑景观。其中，"能静居""天放楼""小脉望馆"均为赵烈文藏书之所。

这次祁门发现"天放楼"藏祁门汪机《外科理例》（又名《石山外科》），可能是赵烈文在祁门留下的故物。书中藏书印有"阳湖赵烈文字惠父号能静侨于海虞艺天放楼改廮文翰之记"之印，该书印刷精美，保存完好，是一个不可多得的明版新安医籍珍品。

"天放楼"由于清王朝灭亡，"天放楼"藏书，后来归入了南京图书馆。赵烈文的藏书印有"赵氏惠父""惠父寓目""能静图书""烈文私印""天放楼""小脉望馆藏书""虞山侨民赵宽字君闳号止非又号传侯奕世嗜书窃比清常道人自颜藏书之所曰小脉望馆"等。

徽州人的骄傲——武汉叶开泰药店

"叶开泰"并非人名，只是一个老字号中药店之名——叶开泰药店。懂点中医药历史的人皆知，中国自明代崇祯以来，产生了四大中药店，即北京的同仁堂、杭州的胡庆余堂、广州的陈李济、武汉的叶开泰（其中杭州的胡庆余

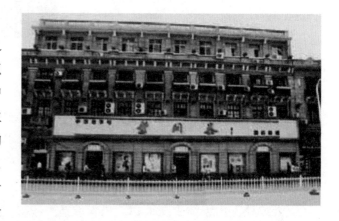

堂与武汉的叶开泰都是徽州人开办的）。这四家大中药店都是以前店后场（前店卖药，后场制药）的方式经营各自的名牌药品的。叶开泰药店，在武汉有三百多年历史，它的自制名药参桂鹿茸丸、八宝光明散、虎骨追风酒、十全大补丸，名闻遐迩，远销海外。

叶开泰制药，始终恪守虔诚修合、遵古炮制的传统。在它的店堂里，高悬两块金匾，一边写着"修合虽无人见"；另一边写着"存心自有天知"，凭良心从业。从叶开泰药店开出来的药，包包货真价实。三百多年来，叶开泰药店的信誉，几乎从来没有受到过质量信誉的挑战。因此，喜欢说俏皮话的汉口人，有句口头禅是：叶开泰的药——吃死人都是好的。

叶开泰的创始人名叫叶文机，安徽徽州歙县人，其父是一个民间老中医，号称叶神仙。明崇祯四年（1631），因李自成造反，安徽大乱。叶文机随父逃难到湖北汉口镇，在今汉阳古琴台附近摆起了药摊，行医卖药，叶氏后裔将此年定为叶开泰药店创始之年。6年后，叶神仙去世，叶文机在汉口汉正

街一带的大夹街第23家买了一座青砖古屋，正式挂出了"叶开泰药铺"的招牌。取名叶开泰，乃叶神仙之嘱："叶家药铺开业，只图国泰民安"，以叶氏之姓加开泰之意，便名为叶开泰。尔后不久，又更名为叶开泰药店，与当时先后挂牌的同仁堂、陈李济、胡庆余堂并称为中国四大药店。叶开泰恪守古训："宁缺毋滥，不好再来。"因而盛誉经世不衰。

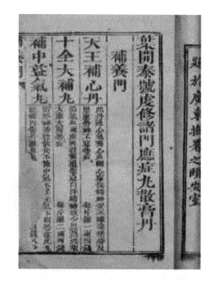

叶氏祖籍安徽徽州，明初迁于江苏省溧水县塔山渡落籍。叶氏祖先叶文机，因懂医术、明脉理，能为人治病，于1637年初初来武汉汉口行医，以度兵荒。适岳州一带瘟疫流行，前往应诊，甚见功效，深得驻军简亲王的赏识，予以赞助。遂在汉口大码头鲍家巷口觅一店屋，一面悬壶应诊；一面以医荐药，先以叶开泰药室为名，经销药品。因医药两便，颇受群众欢迎。此时的汉口仍为一个动荡不安的码头，因此连续三代眷属未来，业务上也只是一般的稳步前进。传至第三代叶宏良，局势已逐渐安定，始将全家迁来汉口；进一步改善经营，扩充业务，改药室为药店，为尔后的发展，打下了基础。

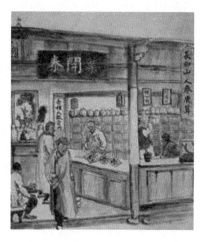

1956年公私合营高潮来临，叶开泰无论工商概由国家统一安排，由叶氏家族经营了322年的叶开泰药店的制药部分，组建并改名为武汉市健民制药厂，叶开泰三字不复存在，由"叶

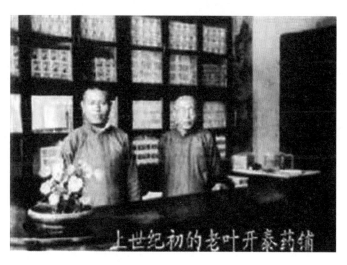

上世纪初的老叶开泰药铺

开泰"的老板任董事长，由武汉健民全权生产，商业零售部分则被划入后来的武汉市药材公司。

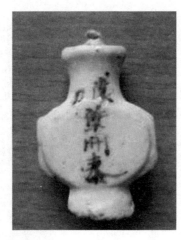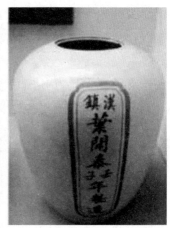

1988年5月25日，国营武汉健民制药厂突然举行了一个令人难忘的庆祝活动："隆重庆祝武汉市健民（叶开泰）制药厂建立355周年"。从此在厂门口挂了两牌招牌，一块是原有的"武汉市健民制药厂"；另一块是"武汉市叶开泰制药厂"。当时《健康报》也刊登了《叶开泰制药厂恢复原名》的消息。"武汉市叶开泰制药厂"的招牌再次挂在了武汉市健民制药厂门口。

诚信二字是叶开泰在华夏大地生存三百多年的根基所在，也是徽商精神的具体体现。

300多年新安老字号药店——石翼农

　　新安医学是徽文化中一颗璀璨的明珠，也是中国传统医学的重要组成部分。唐代以后，徽州文化开始昌盛，研究医学的人也逐渐出现，到明、清时代，名医辈出，出现了百家争鸣的大好形势。

　　作为新安医学的重要组成部分，已有370多年历史的中药老字号"石翼农"是新安医学史上的一面旗帜，具有历史文化价值和品牌价值。

　　据记载，石翼农创立于明崇祯十三年（1640），距今已有370多年历史，素有"中药泰斗"之称。绩溪石家人在西镇街创立"石翼农"药号，后转给休宁黄姓卸任官员，称"黄翼农"。清光绪十年（1884），黄氏将翼农与屯溪下街分号再转绩溪县旺川石钟玉、石鸣玉兄弟，该店名为"石

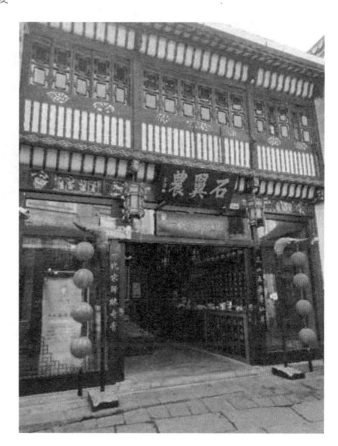

义兴",三年后再度更名为"石翼农"。光绪二十九年(1903),聘王庆如任经理,重显商誉,于祁、黟、休及淳安设分号。

宣统元年(1909),"石翼农"的黄精、祁术获徽州物产会铜奖。民国十四年(1925),"石翼农"的祁术药材由安

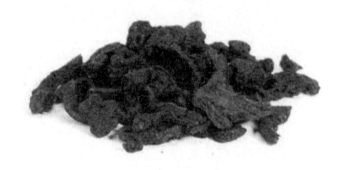

祁术

徽省第一森林局征集选送美国费城万国博览会展出。民国二十四年(1935),店号售租与汪松友、王庆如等4人,店名改为"老翼农"。民国三十五年(1946)后业务逐渐萧条。

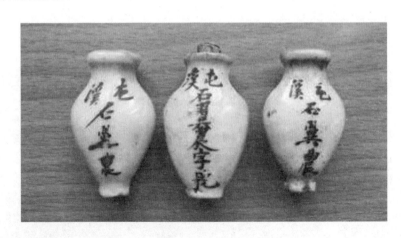

相传崇祯皇帝南巡时水土不服,上吐下泻,路过石翼农时进店寻医,谁料进店诊脉无疾,顿觉症状消失,皇帝神清气爽,大喜,留"百年石翼农,长寿万年康"。民间自古就流传有"有疾无疾石翼农转几圈,健康长寿一身轻"的佳话。

新中国成立后,1956年公私合营改为国药商店老翼农门市部,1970年合并迁至屯溪老街,1985年恢复老字号"石翼农"。2016年年初经安徽省"安徽老字号"评定委员会评审认定,我市"石翼农"药店获"安徽老字号"称号。现位于今安徽省黄山市屯溪老街144号,占地面积200平方米,医馆一层一侧为柜台、货架有药房伙计招待客人。中间设有八仙桌一张、椅子两把,有作

堂中医为患者诊病。一侧设有橱窗与展示台，陈列有新安医学发展简介、医学名人、医书、徽州中药材、祁门蛇酒等。二层还设有针灸、理疗、推拿室，为患者提供医疗服务。

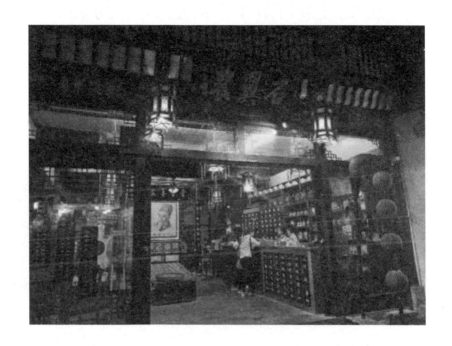

历史上的祁门"石翼农"药店

祁门城外秀墩街"石翼农"药店，系屯溪下街"石翼农"药店于清中期来祁门开设的分店。屯溪"石翼农"药店创办于明崇祯年间，历史上曾使用"翼农""石义兴"等名称，它是徽州最悠久的老字号之一。民国中期祁门"石翼农"药店老板为石原玉，店号为"新生农"，民国三十六年（1947）祁门商会登记册表明，当年"新生农"的营业额为600千元。民国后期石原玉将家产分为四份，四个儿子各一份，然后他自己回老家养老去了。原"新生农"药店为老三石叔岩阄得，他将药店名称改回为"石翼农"。该店斜对面的药材仓库为老二阄得，但老二从未去经营管理，数年后该库所有药材变质，并全部销毁。

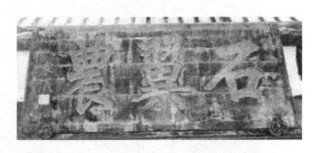

祁门秀墩街"石翼农"药店背靠骆驼山，坐东朝西，大门正对着仁济街路口，店堂较大，能放四张八仙桌。店内有门字形的柜台。在店内南面柜台为数百格中药饮片抽屉柜，内装各种饮片近四百味。店内正上方有壁龛，内置药王孙思邈神像一尊，两旁有对联一副，联曰：采

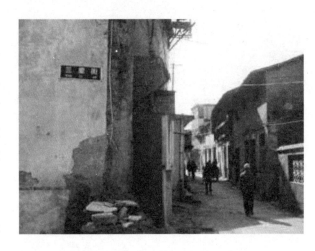

购地道药材精制各种饮片。下面壁龛内奉瓷质武财神一尊。两旁有柜架，放有各式瓷、锡药罐，内装各种贵重药材。柜台内北面是临时加工药材的场所。例如，碾槽碾药，加工成粉末再制成丸药。该店后靠山第二层修建一块大晒场和一间库房。每逢晴天都要将库房内所蓄药材搬出晒一遍，以保证药材质量。

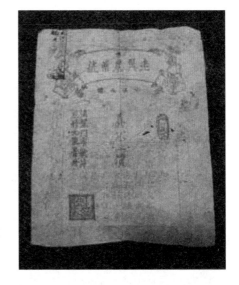

祁门"石翼农"药店有一套严格的新学徒进店手续，必须有当地士绅或大店老板担保才行。学徒刚进店，夜晚只能睡柜台。一床被条，一半垫一半盖。所有进店学徒要先打杂三年，只管吃饭，没有工钱，同时，还要跟师傅学习中药的一般知识：中药的名称（包括别名）以及各味中药的四气五味、药性，中药的剂型和用法。对于中药的《十八反歌诀》和《十九畏歌诀》要求熟记于心。师傅是要随时考核的，三年期满经师傅考核后可单独炮炙中药或上柜台抓药。满师者到年终可得银圆四块至八块不等。

"石翼农"药店严格按古老的《雷公炮炙》规定操作。一粒马钱子要切206片，一颗槟榔要切108片。这样才能使药效尽显出来，该药店有句谚语：

白芍飞上天，槟榔不见边。
陈皮一条线，半夏鱼鳞片。

芍药有赤、白两种，属毛茛科多年生草本植物，药用为根部，形如食指粗，质硬，加工时要求切得薄。半夏状如大青豆，要切得薄如鱼鳞。一位师傅一天才切得半斤多，可见祁门"石翼农"药店加工药材的精细程度。

祁门"石翼农"药店不仅代客加工丹、膏、丸、散，也购进全国各地名优中成药如苏州"雷允上"药店生产的"六神丸"，安庆产的"鲫鱼膏药"，杭州胡雪岩药店产的"全鹿丸"，北京"同仁堂"产的"乌鸡白凤丸"、至宝丹。民国后期也到上海采购"八卦丹""十滴水"、龙虎牌"万金油"，广州产的"梅花点舌丹"等以方便群众选购。

祁门"石翼农"药店店后有间大厨房，店内请了一位挑水师傅和一位烧饭师傅负责全店员工的日常三餐。每逢初一、初八、十五、二十三每人有肉四两（十六两老秤计量制）加餐。平常也不时有些含荤炒菜，米饭管饱。该店师傅学徒有一项其他店铺所没有的得天独厚的医疗待遇，不管是谁，万一得病，经医生处方，可在店内免费抓药煎服，直到病愈。

祁门"石翼农"药店与全县四乡药店，以及江西浮梁的兴田、西湖，石台城安（今属祁门）等都有业务往来。平时凭各店信鉴出货、进货、记账，每年到腊月二十三，要派出水客（采购员）或店员到各处收款结账。年终三十全店工人和老板、学徒都要会餐，大家全部到齐后才开席。吃完年夜饭，不回家的人可在店内连吃七天，到初七晚饭后，老板要封红包感谢各位师傅并重新下聘书，签订新一年的合同。

1954年公私合营前，店老板石叔岩准备回老家养老，便叫上店内青年工人叶芬益将楼上一厢房的旧账本、信封和获奖奖状，搬到山后老坟前烧毁，并把药王孙思邈和武财神塑像也搬到山上砸毁。

1954年，县政府主管部门公私合营运动把祁门"石翼农"等几家中药店，联合成了公私合营的"树芝堂"药店，至此，祁门"石翼农"药店就不复存在了。

历史上的屯溪同德仁国药号

屯溪老的同德仁国药号是1863年（清同治二）徽州人程德宗与邵运仁在屯溪老街合伙开办的。1886年（清光绪十二年）由于经营不善，同德仁被万康钱庄股东胡蔼如、孙慕之和茶商余伯陶、余荫堂4人合资5400银圆购进。

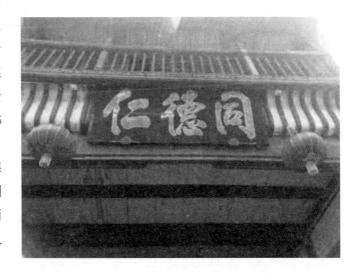

1900年，又扩股至11100银圆，并起用该店24岁的记账员程燮卿任经理，成为当时徽州资本最大的一家药店。此后，同德仁利润年年增加，资本几度翻番，规模不断扩大，除屯溪总店外，还在休宁县、黟县、祁门县和屯溪西镇街办起了7个分店。药材批发业务遍及国内各大城市，零售业务也远达皖、浙、赣周边地区，成为皖南国药业首屈一指的老字号。

1900年程燮卿任经理后，革故鼎新，开拓进取。他将药店从小巷内迁至闹市区中街地段，并改专营批发为批零兼重；在店内设接待室和客房，诚邀全国各地药商来屯溪洽谈业务。同德仁很快便面貌一新，他也确定了一套用人机制：一是高薪招纳人才，并严把进人关。他以高出本地同行业40%的工资，广招经验丰富的老药工和精明能干的采办人员。由于工资高，想来谋职的人很多，程燮卿认真考察，从严把关，没有真才实学，难以进入。二是按能定职，按职定薪。店内共分成门市、批发、账房、栈司、加工、料房等部门，各部门负责人由经理选定。部门负责人以下实行7级工资制，例如，司药人员分头柜、二柜、三柜、四柜、五柜和半作、学徒7个等级，月薪分别为12元、10元、9元、8元、7元、4元、2元；年终还按全年利润论功行赏，发给红包。三是考核德能，奖优辞劣。

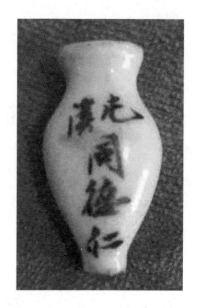

同德仁既注重对职工的业务考核，又注意对职工的品德考核。春节前经理充分听取各部门负责人对于职工的考核意见，有时也找职工个别谈话了解情况。对德能出众的职工，予以提拔，委以重任；对表现优秀、成绩显著的职工，发给红包，予以褒奖；对表现一般的职工，提出希望，视情况发给少量奖金或不发；对息懒、偷窃、玩忽职守的职工，坚决辞退，这些决定会在每年正月初七吃"定事饭"时宣布。以上用人措施，极大地调动了全店人员的工作积极性，形成了一支爱店敬业、技术过硬的职工队伍。

"采办务真，炮制务精"，这是老同德仁的店规。为了采办到地道的药材，同德仁不惜工本。如采购当归，必派人到山西；采购大黄必到青海。炮制药材时，遵循"修合虽无人见，存心自有天知"的古训，决不克扣药料和减少制作工序。在依法炮制方面，既依法又创新，以讲求疗效为宗旨，创造出自己的一套独特的炮制方法。

1929年朱老五的人火烧屯溪老街，可惜同德仁药号被夷为平地，数年后又在废墟上东山再起。据说在20世纪三四十年代，这个店还在每年冬天宰鹿配制"百补全鹿丸"以供应市场。

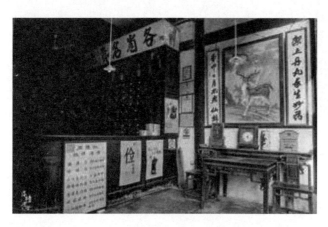

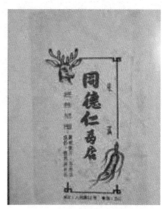

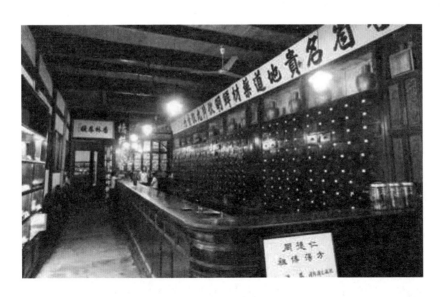

　　新中国成立后，1956年实行公私合营，同德仁改为合营药店同德仁门市部，1960年并入国营公司，改名为国营同德仁药店。"文革"期间，同德仁招牌被当作"四旧"烧毁。中共十一届三中全会后，同德仁恢复老店名。1996年，同德仁被国内贸易部认证为"中华老字号"著名企业。可见当今的同德仁药店已经不是历史上的屯溪同德仁国药号了。

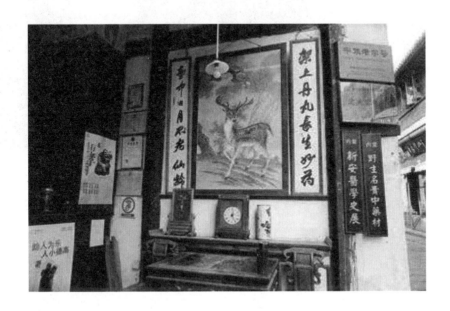

新安休宁"慎德堂"药店的兴衰史

"慎德堂"药店开设在休宁县海阳镇西街（老酱油坊）对面，建于清同治三年（1864），创始人汪荣卿，开办资金1000块，店员7人。

汪荣卿14岁就在休宁县万安镇胡森茂药店当学徒，满师后，同店周师兄知其父有笔养老金在身，多次劝其离店单独开药店，汪荣卿胆怯不能下决心，周见状答应合伙开办，他才出店回休宁县城筹办，在同治三年（1864）鸣炮开业，那天周师兄上门增灯祝贺，

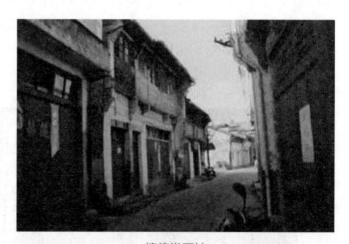

慎德堂原址

上写"慎德堂"，就是开药店要谨慎、讲道德之意。周师兄虽未与他合伙，但武汉一路的药材由他包下承办。汪荣卿学业较好，善理店事，也熬鹿角胶、驴皮胶及丸散外销，特别注意货品质量，取信顾客，所以休城名医都叫患者到慎德堂抓药，到民国十九年（1930）病故时，从业人员增加到8人，资金达到3000块，到"慎德堂"最盛时期，进入休宁大药店之列。药店每年都要饲养一头梅花鹿，平时披红挂彩拴在门口，待宰杀制药时敲锣打鼓，四邻径相观望，以药材货真价实著称。

民国十九年（1930）张洪三继续任经理（张洪三是本店学徒，民国十三

年就在本店任经理），三年生意继续上升，张洪三看到"慎德堂"生意景象好，就在1933年，约本店店员占紫霞、戴振倾、胡兆锦共四人一起离店另开"德生仁"药店去了。"慎德"与"德生仁"的争斗也从此开始。

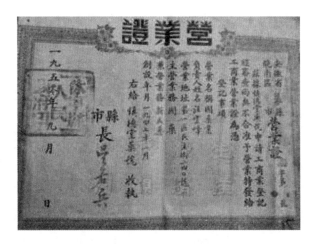

1933年经理由汪荣卿三子汪颐庭（曾祖）接任，（曾祖母赵宜璋）。汪颐庭以前在屯溪学当铺，后到上海浦益纱厂当职员，因病返休医治，不幸家父病故，店中经理和三名得力店员离去，慎德情势危急，只好带病接下，加上自己又是外行，更有休宁县城天生、慎德、德生仁、同济、聚和堂、义生堂六家药店的竞争。虽然采取了找名医、降药价等措施，但由于起用屯溪新来人员，人面生，生意做不上去，药店互相竞争尖锐，所以年年只能保本。到1937年资金只有1700元光景，汪颐庭扛病理店，刻苦经营。终因操劳过度，力不能支，于1937年病故，年仅38岁，葬故里休宁约山。1937年一年没有经理，由汪云峰（汪颐庭长子）、店员汪世荣共管。

1938年胡彩章应聘为"慎德堂"药店经理，胡原是屯溪"石翼农子记"经理，汪颐庭死前看到慎德堂每况愈下，非常心急，曾与胡彩章约好来店任职。胡彩章到店后，盘存商品折价1600块，店员10人，由于资金少，周转不开，就讲多余呆滞品种销出去，到屯溪购进活货，所到店号均愿先付货后结账，这样，慎德堂货品逐渐充足，也有能力做一些小型批发，生意趋向回升，到1941年，店中资金又增加到3000元，店员增加到11人，可是胡彩章也因操劳过度，于1941年5月去世。

1941年6月起，由汪云峰、汪杰（汪颐庭二兄之子）共管店务，店员10人，两年时间，兄弟二人各怀另路，进货不愿出钱，生意下降。1942年资金降到2000块，

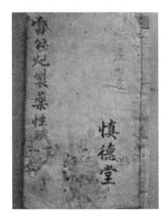

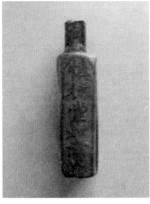

汪杰任店下跌，遂于1942年年底将自己三分之一的股份退出，到梅林约山家中放债谋生。

1943年汪云峰任经理，陈福基（汪云峰姐夫）顶替汪杰的股份进店，店员6人。这时，外地货路断掉，只有屯溪一地可进，加之税赋繁重，货币贬值，生意虽未下降，但只能保本。

1946年陈福基退股，汪仲康祖父（汪颐庭次子、继承父股，汪云峰继承汪颐庭长兄股）亦退股。"慎德堂"资金就剩下原来的三分之一，支撑困难，汪云峰只好将自己另外的积蓄入店，参加流通，到新中国成立时有资金2000块，店中只有4名成员（汪云峰、占达鑫、蒋德甫、方金生）。"慎德堂"日趋衰退。

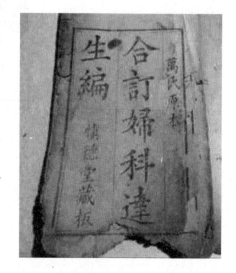

1949年4月休宁解放，药业成立了同业商会，领导机构设在屯溪。由于中医减少，西医增加，药店生意不振，加上限制资本主义发展，补交税款1000余元，到1955年年底仅有资金1100元。"慎德堂"经营情况不好，开支存在困难，政府于1954年将方金生调走，店员仅有3人，"慎德堂"药店跌入最低谷。

1956年2月，"喜逢"药业全行业公私合营，"慎德堂"作为国药商店"慎德堂"门市部，在原处重振店容，开始了社会主义的经营方式。人员随之有所变动，汪秋凤（汪云峰女）1956年5月调县供销社。"德生仁"药店撤销，经理张洪三调任"慎德堂"门市部主任，职工有汪杰（1953年进德生仁）、胡也虞（万安胡也虞药店）。到1960年公私合营国药店并入休宁县医药公司统一核算。"慎德堂"为医药公司慎德门市部，开始送货下乡，坐堂医生问病卖药，营业又上升，职工增至4人，慎德呈现兴旺景象。于1967年撤销"慎德堂"门市部，汪云峰进县医药公司，"慎德堂"名称宣告结终，历经104年之久。

徽州人的骄傲——杭州胡庆余堂

提起杭州胡庆余堂，那是我们徽州人的骄傲，也是我们胡氏宗亲的自豪。

胡庆余堂位于杭州西子湖畔吴山北麓，它同北京同仁堂并称为全国最著名的两家国家药号，在民间素有"南有庆余堂，北有同仁堂"的美名。

胡庆余堂以前也称为胡庆余雪记国药号，建于清朝同治十三年（1874），创始人胡雪岩，名光墉

胡庆馀堂

杭州胡庆馀堂（雪记）国药号，建于清同治十三年（1874），后又于涌金门外购地105亩建成药胶厂。胡庆馀堂重金聘请江浙名医，收集古方，总结经验，选配出辟瘟丹、诸葛行军散、八宝红灵丹等九散膏丹及胶露油酒中成药400余个，药品备受欢迎。胡雪岩对药号管理极为严格，亲书"戒欺"匾，教诫职工"药业关系性命，尤为万不可欺"，"采办务真，修制务精"。其所用药材，直接向产地选购。自设养鹿园，当众杀鹿制药。胡庆馀堂是国内规模较大的国药号，与北京同仁堂并称为我国南北两家药业巨头而饮誉中外。

（1823—1885），徽州绩溪人，原是在杭州一家钱庄当伙计，为人精明干练，善于应酬，之后发迹，并开设典库经营丝绸与茶叶，也拥有良田万顷、白银二千万两以上的资产。当时正值国内镇压太平天国运动时期，胡雪岩因替法军筹办钱粮和军饷有功，深得浙江巡抚左宗棠的赏识，后又捐得"江西候补道"官职，成为既官亦商、显赫一时的"红顶商人"。后胡雪岩值此鼎盛时期，集巨资创办了药号、药行、门市三者兼营的胡庆余堂。

为创办胡庆余堂，胡雪岩在杭州择地造屋，他在经营特色和管理措施等方面都做了精心谋划。首先他将地址选在杭州大井巷吴山（可当地均称城隍

113

山）脚下，那时城隍山庙宇林立，香火缭绕。要上城隍山，大井巷是必经之地，精明能干的胡雪岩就在这闹市之地用重金购地八亩，兴建起一幢既有亭院之幽静，又有宫殿之雄伟的大药堂。整个建筑汲取了当时国内名家药号的长处，结合江南园林住宅之特点进行巧妙设计，犹如一只美丽的"仙鹤"立在吴山脚下。高大的青石库门上镶嵌着金光闪闪的"庆余堂"三个大字。步入大门，迎面竖立着一块铮亮的"进内交易"大招牌，继续向前右转便进入"鹤颈"长巷。穿过挂有药局的门楼便进入营业大厅，厅内雕梁画栋，宫灯高悬，人物木刻栩栩如生，一派富丽堂皇的景象。

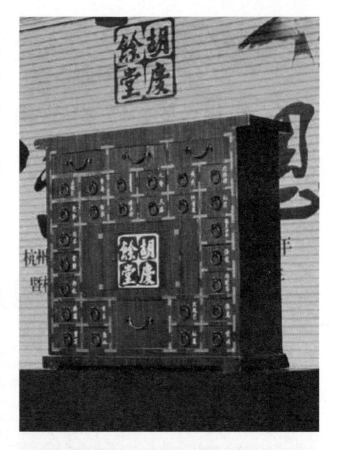

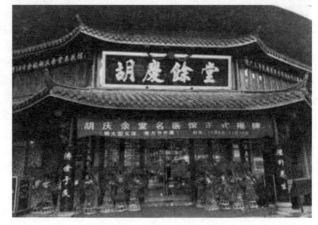

胡雪岩在筹建的同时，一方面广泛聘请江南一带有声望的老中医、老药工以宋代皇家药典——《太平惠民和济局方》为基础，收集各种古方、验方和秘方，并结合临床经验选出丸、膏、散、丹、胶露、油、药酒方400多种，编印出了《胡庆余堂雪记丸散全集》一书，分送社会各界；另一方面针对当时连年战乱、瘟疫盛行的情况，乐善好施的他连续三年自制"胡氏辟瘟丹""诸葛行军散"和痧药，广施灾区，因此胡庆余堂当时未开张营业就已名扬四海。

开张后生意兴隆，顾客盈盈，十年时间就誉驰全国，就连在国外也颇有声望。1914年又在上海南京路上开设分店，两店规模相仿，营业额居全国同行之冠。

　　胡庆余堂时至今日已有140余年，百年老店至今仍传承着祖国医药事业，保持着传统炮制特色，并不断发扬光大。

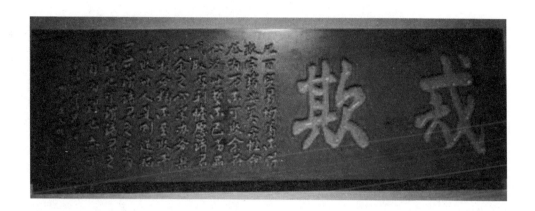

曾国藩与祁术

　　生态祁门，其境内中药材资源非常丰富，据历史上多次中药材普查多达895种，品质优良的有祁术、祁蛇、祁黄精、天麻、杜仲、厚补、祁贝母、黄连、石斛、茯苓、绞股蓝、太子参等，其中以祁术、祁黄精、祁贝母最为名贵，常被称为祁门3大名贵中药材。祁术是祁门白术的简称，白术是名贵地道的中药，古医书称之为"脾脏补气第一要药也"。白术产于我国各地，祁白术因为产于祁门，且以祁门所产品质最优，因而称为祁术。

　　曾国藩作为一代中兴名臣、道德楷模和学术领袖，可谓德才学识兼备，深受近代以来许多人所推崇。其一生著述颇多，其中尤以《曾国藩家书》流传最广，影响最大。可以这么说，在家训类著作中，能与《颜氏家训》分庭抗礼且影响力后来居上者，当属《曾国藩家书》了。他的家书中就有段关于

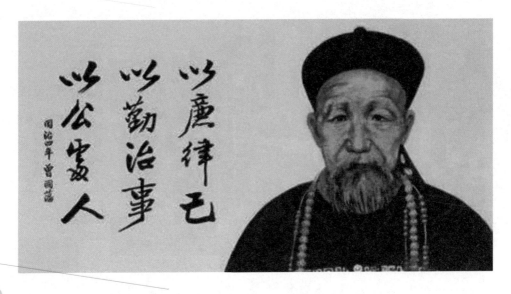

祁术的描述：

"沅弟左右：祁门所产术，医者以为胜过于术，吾得佳者十八两。三分之，以六两分胡宫保，六两寄老弟，六两留兄自用，兹专人送去查收。此外尚收实次等者，将来再寄弟用也。季弟近亦服药否？佳者难再得，次者尚可多购。广信之贼内犯，二十一日已围建昌城。黄印山太守禀来，守城尚不甚警慌。另股至金溪，养素迎剿获胜，或不碍大局也。"（张海雷等编译，中国华侨出版社，《曾国藩家书》1743页）

这是咸丰十一年（1861）正月二十九日，曾国藩写给三弟曾国荃的信。信中所提之"术"，即为祁术，为白术的一种，是名贵地道中药，因产于祁门而得名。我国浙江、江西、云南等省均产白术，但以祁术品质最优，为白术之最上品。早在清末南洋群岛召开的国际土特产会议上，祁术就被评为了优良品种。民国时期，药号（今药店）在出售祁术时，都用一特制的小盒子包装，每盒装祁术1斤。凡出售的祁术每株都留有约5寸长的颈，以示与普通白术之别。在包装盒外面贴有仿单，名曰"天生祁山野白术"，售价达32块银圆1斤。

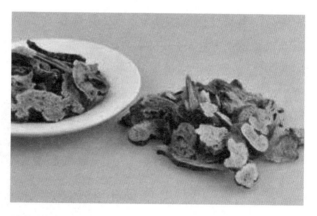

祁术以块茎入药，具有补气健胃、补血、壮筋等功能。早在《神农本草经》就载有白术"气味甘温，无毒。主风寒湿痹，死肌痉疸，止热，除热，消食。久服，轻身延年不饥"。《本草纲目》中对白术功用的叙述可谓详尽，"其功用甚火，即补脾温胃和中燥湿，益气生血，进饮食，治劳倦，化疟癖，除呕吐，消痰水，遂水肿，止泻痢，收白汗，长肌肉，理心下急满"。山区群众熟知祁术的药用价值，形容说："一场大病，祁术不离，吃上两斤，上山有劲"。据现代药理证明祁术主要成分含挥发油，具有明显而持久的利尿、降糖、强壮、抗血凝等作用，可用于治疗肝炎、胃溃疡、糖尿病等疾病。

曾国藩位高权重，欲取之物，可谓唾手可得也。然而，他盘踞祁门半年有余，面对极品祁术，也感束手无策，只购得"十八两"，可见当时的"祁术"是何等的炙手可热，是何等的"难再得"啊，确已到了"千金易得，一术难求"的地步。翻阅曾国藩在祁门所写的家书，其中所提到的和所送人的祁门物产

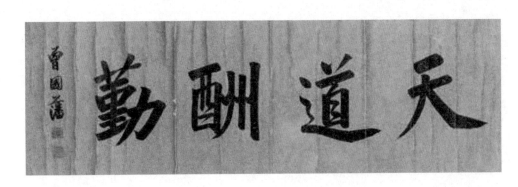

中，唯有这个"术"，并且是作为正月送人之佳礼，我们似乎从中悟到了"祁术"的与众不同和分量，就像电视里播的那句广告词一样："今年过年不送礼，送礼就送脑白金。"如果曾国藩送"祁术"这事被曾国荃或是胡宫保或是被店家宣传出去，为世人所共知，那祁术一定会被炒作得更热乎，价格也会更高。由此可见，曾国荃和胡宫保为人之低调，所受曾国藩影响之深远。

曾国藩送其祁术的胡宫保，是晚清中兴名臣之一的胡林翼。胡林翼（1812—1861），字贶生，号润之，1836年（道光十六年）进士，湘军重要首领，湖南益阳县泉交河人。因其官至太子少保和兵部侍郎，被村人称为"胡宫保"。极难求得的一斤八两的祁术，曾国藩能三一三十一均等份，也送给他六两，与曾国荃毫无二异，足见其俩关系之非比寻常。所以，后来曾国藩能这样评价胡林翼也就不足为奇了："林翼坚持之力，调和诸将之功，综核之才，皆臣所不逮，而尤服其进德之猛。"

说实在的，曾国藩对胡林翼的赞誉之词毫不为过：胡林翼文武双全，能诗能文；为官清廉，且重视教育。生前倾其所有，在益阳石笋瑶华山，修建了箴言书院"以公邑人"，培育人才，造福桑梓。蔡锷将军特别崇拜胡林翼的军事才能，把曾国藩和胡林翼的治军用兵之道编成《曾胡治兵语录》，蒋介石把这本书作为黄埔军校

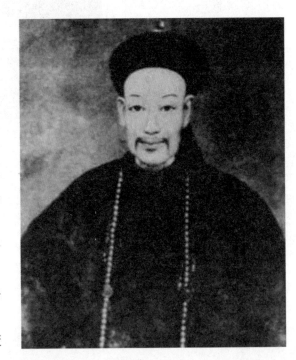

学生的必读教材，并签名题词赠给学生。而年轻的毛泽东在阅读了《胡文忠公全集》后，也十分钦佩胡林翼的文韬武略和为官做人之道，视之为学习的楷模，遂把自己的字也改为"润之"了。因此，在镇压太平天国的关键时刻，利用正月这一良机，曾国藩能想到千里送"祁术"给胡林翼（这时的胡林翼正在镇守武汉），也就不难理解了。

咸丰十一年（1861）七月初五日又写道："写胡中丞信一，又送祁门野术二两四钱，以渠有书来索取也。"

曾国藩的家书对于祁术的赞誉，无疑对当今宣传祁术，以祁术为引领，大力打造祁门中药材品牌，建立优质道地药材示范基地，具有非常重要的现实意义！

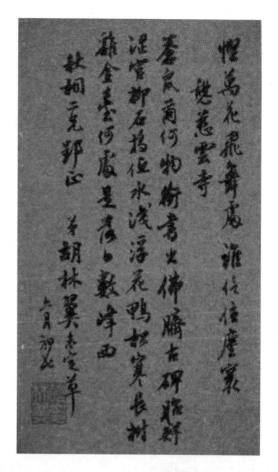

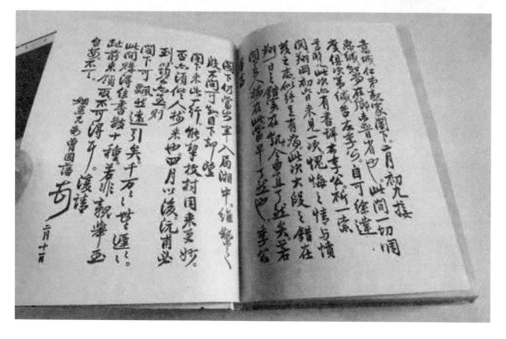

祁门三大名贵中药材

　　生态王国祁门，其境内中药材资源非常丰富，据历史上多次中药材普查多达895种，品质优良的有祁术、祁蛇、祁黄精、天麻、杜仲、厚补、祁贝母、黄连、石斛、茯苓、绞股蓝、太子参等，其中以祁术、祁黄精、祁贝母最为名贵，常被称为祁门3大名贵中药材。

白术之最——祁术

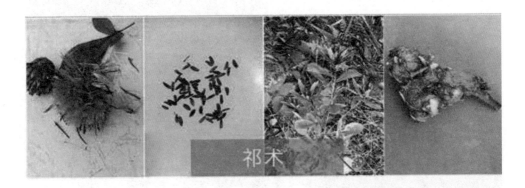

祁术

　　祁术是祁门白术的简称，白术是名贵地道的中药，古医书称之为"脾脏补气第一要药也"。白术产于我国各地，因为产于祁门，且以祁门所产品质最优，因而称为祁术。

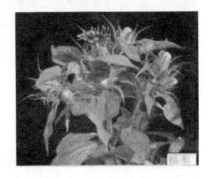

　　祁门白术为菊科多年生草本植物，高30—60厘米。根状茎肥厚，略呈拳状。茎直立，上部分枝。叶互生，叶片3，深裂或上部茎的叶片不分裂，裂片椭圆形。边缘有刺。头状花序顶生，总苞钟状，花冠紫红色，瘦果椭圆形，稍扁。花期7—9月，果期8—10月。多以根茎入药。

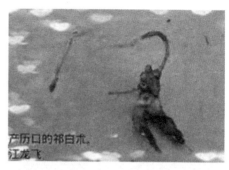

祁术根以其茎大者如拳状，与茎秆相连处较细长，如鹤颈形，"鹤颈如意形"是其区别于一般白术的重要特征。断面色白质润，大者中心带有朱砂点，味先甜后苦。具有补气健胃、补血、壮筋等功能。《本草纲目》中记载："其功用甚火，即补脾温胃和中燥湿，益气生血，进饮食，治劳倦，化疟癖，除呕吐，消痰水，遂水肿，止泻痢，收白汗，长肌肉，理心下急满"。祁

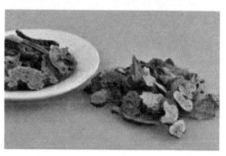

门俗语说："一场大病，祁术不离，吃上两斤，上山有劲"。

祁术以根茎入药，性温味甘苦，具有健脾益胃、燥湿遂水之功效，补而不腻，效力独特；如腹水病，一般白术不能服用，服后腹部气胀，但祁术可以服用，即利水又补脾胃，且无明显副作用，因而常用于治疗肝炎、胃溃疡、糖尿病等疾病中后期。

祁术名气很大，早在清末，在南洋群岛召开的国际土特产会议上，祁术被评为优良品种。1925年在美国费城万国博览会上，祁术因品质优异而受到好评，民国时期，药号（今药店）在出售祁术时，每株都留有约5寸长的颈，以示与普通白术之别。在包装盒外面贴有仿单，名曰"天生祁山野白术"，售价每斤多达32块银圆，为普通白术的5倍价。

益寿延年——祁黄精

黄精在祁门民间又叫作虎头姜、鸡头参等，古称黄芝，意为像灵芝一样的灵丹妙药。黄精属百合科多年生草本植物，地下具横生根状茎，肉质肥大。地上茎长而较柔弱，一枝多叶轮生，叶短似竹，线状披针形，先端卷曲而缠绕它物，无柄。夏季开花，花梗下垂，

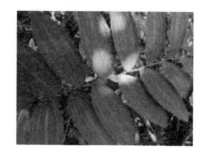

花白色钟状，浆果球形，熟时黑色。

黄精以根状茎入药，性平而味甘，有补脾润肺、益气养阴、安五脏、强筋骨、止寒热、填精髓的功能，主治脾胃虚弱、肺虚咳嗽、消渴等症，是一味疗效很好的中药。《黄山志》中记载："昔黄帝问于天老曰：'天地所生，有食之令人不死者乎？'天老曰：'太阳之草名黄精，食之可以长生。'"杜甫诗云："扫除白发黄精在，君看他年冰雪容。"相传明高僧海玉大师在九华山百岁宫洞内苦修，不进米饭，就食用黄精，竟然活了110岁。

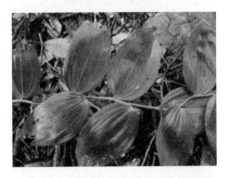

祁黄精叶圆，喜阴湿，性耐寒，常生长在野生山坡林下。每年晚秋至早春萌发前，为最佳采收期，根茎挖取后洗净，放在蒸笼内蒸至透心，取出边晒边揉，干后即为成品。

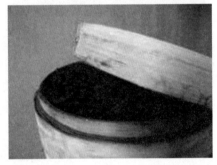

据《祁门县志》记载，明代万历年间（1573—1619），有九华山僧人特地来祁，到四乡收购黄精，经九蒸九晒，精心制作，名曰"九制黄精"，油润气香味甜，品质上乘，深受上九华山朝圣和旅游的客人青睐，供不应求。从此，祁黄精名声远扬，至今仍深受欢迎。

化痰佳品——祁贝母

贝母是一种常见名贵中药，我国有悠久的用药历史，早在汉代《神农本草经》中就有记载。因来源和产地不同，贝母分好几类，以川贝、浙贝、皖贝母最有名，祁贝母是皖贝母中质量最上乘的一种。

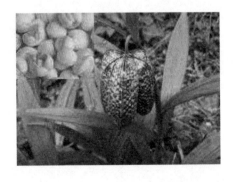

贝母属百合科多年生草本植物，生于山坡草丛林下，春生夏萎。茎单一，

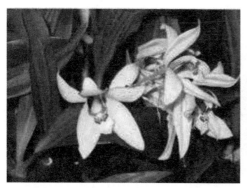
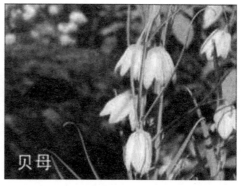

贝母

高50厘米上下；叶无柄，狭披针形至线形，长10多厘米，全缘；下部叶对生，中部叶常3、5片轮生先端呈卷钩状，上部叶互生先端呈卷须状；4月开花1朵至数朵，生于茎顶或上部叶的叶腋，钟状，下垂，淡黄色或黄绿色；蒴果卵圆形。除种子外，还靠地下鳞茎串生繁殖。

祁贝母也为旱生植物，每年5月下旬，叶即枯黄，此时选晴天小心挖取其地下鳞茎，除去茎叶与须根，洗净晾干，熏蒸至透，再晾干或烘干，即成成品。

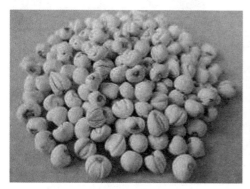
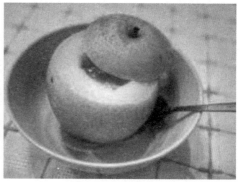

祁贝母性偏寒、味微苦，清热化痰，开郁散结，祁贝母的化痰作用尤著，常用于风热、痰火咳嗽、肺痈、乳痈等。祁门人秋冬季咳嗽痰多喜用祁贝母蒸梨来治疗，每获良效。

（胡永久、江龙飞、仰忠华、王卫东搜集整理）

西园喉科与西园喉药

西园喉科，系古徽州清代五大名医之一，为歙县郑村郑氏24世祖郑以显所创，因其郑氏祖宅名"西园"，俗称"西园喉科"。西园喉科治医严谨，名医辈出，至今已有13代传人。

西园喉科始创于清康熙五十年（1711）。1775年，传染病"白缠喉风"素称"白喉"流行，南园喉科郑梅涧创制的"养阴清肺汤"，成为当时治疗"白喉"的灵丹妙药，一举控制了"白喉"。这比1901年诺贝尔奖获得者德国冯贝林发明以抗毒血清治疗"白喉"早一个多世纪。

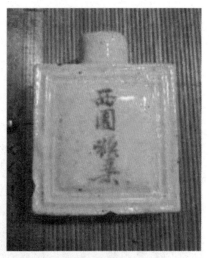

现代西园喉科承祖创新，不断发展完善，享有"手到病除，神仙医术"之美誉。它内服外治、手术针灸，高温烙法合为一体，疗效神速。尤以遵秘配制之喉药，历经精选，择名贵药材，按传承改良之秘方配制而成，从而临床屡见奇效，成为喉病之克星，并对喉部及口腔的早期癌症有较好的疗效。

西园喉科还善于著书立说，创作品牌。其祖刊有《重楼玉钥》《重楼玉钥续编》

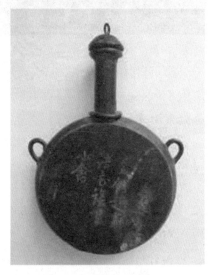

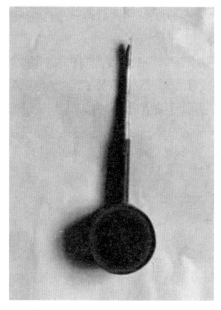
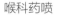
喉科药喷

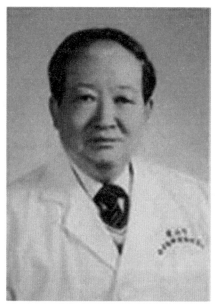
郑铎，副主任医师，西园喉科传承人

《愚意医草》《医学正义》《喉菌发明》《医汇简切》《症治正名类参》《伤寒金匮经方简易阁括》《喉科杂症》《喉科秘钥》《松巢秘录》等10多部专著问世。对于喉科学发展产生了极大影响。

西园喉科家传治疗咽、喉、口腔疾病，轻以内服药丸，佐以洗、敷、吹、噙诸法；重则刀、针、灸、熏、烙并用。喉科吹药直达病所，药轻力宏，是最主要的外治法，从而形成独具疗效的郑氏喉科吹药系统。

如今11代传人郑铎率子女郑公望、郑莘、郑园经黄山市科技局批准，创办了"黄山市西园喉科药物研究所"及其门诊部，在传承先祖治疗理论和临床实践的基础上，结合现代科学技术，不断总结创新，在临床中，采用中西结合，提高医疗时效；在辩证上，借助现代医疗器械，有利于快捷准确；在药型上，除传统的粉剂外，创制片剂和露剂。

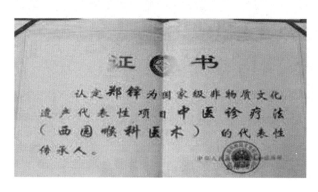

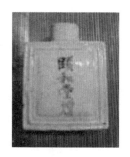
颐和堂赠西园喉药

近代杰出画家汪采白与新安西园郑氏喉科

汪采白（1887—1940），名孔祁，字采白，号澹庵，别号洗桐居士，安徽歙县西溪人。汪采白出生于徽州的名门望族、书香门第之家。祖父汪宗沂（1837—1906），字仲伊，是清末有名的学者，宋汉兼采，著作等身，《歙县志》中称其为"江南大儒"。父亲汪福熙（1860—1943），原名行本，字吉修，善诗能文，工四体书，气韵神妙。叔父汪律本（1867—1931），字鞠

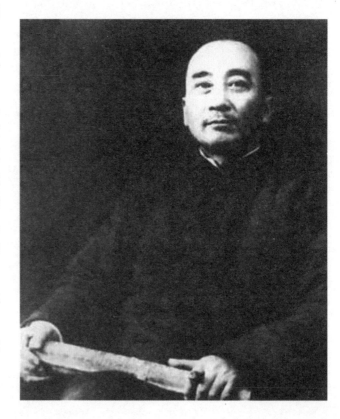

卤，号旧游，擅长诗词书画。汪采白幼承家学，5岁便拜山水大家黄宾虹（1865—1955）为师，习四书五经并丹青之法。1907年，汪采白入南京两江师范学堂图画手工科学习，师从中国现代美术教育的先导者李瑞清；此后又先后在武昌高等师范学校、北京师范学校、南京中央大学、安徽省立第二中学、北平艺术专科学校任职。1939年，因被蚊虫叮咬感染病毒，于次年7月离世，年仅54岁。5年后，

友人张宗良将其葬于安徽歙县西干山披云峰，距渐江墓仅百余步。

汪采白为中国近代杰出画家，尤以山水画著称于世，画宗家乡"新安画派"萧疏散淡之风；并以青绿法写黄山，高古清逸，风格独具，给当时的画坛注入了一股清新之气，被后世誉为"新安画派殿军"。时人有诗"西干山上两名师，渐江采白三百年"，将其与"新安画派"的领军人物渐江并提，足见汪采白在新安画史中地位之重。

汪采白为地道徽州人，对家乡的名山黄山有着非常深厚的感情，认为"黄山丘壑到处皆可入画"，一生致力于描绘黄山。他一生曾五游黄山，来往于三十六峰之间，寻幽探胜，与流云飞泉、奇松怪石朝夕相对，自然得黄山之真性情。他的青绿黄山俊逸雄奇、清新秀丽，与传统青绿法相比更具写意性，迥别于同时代的其他画家。

《游西园图》是汪采白的黄山题材名作，纸本设色，纵229厘米，横117厘米，为山水大幅，由新安喉科名医郑渭占捐赠，创作于1933年。

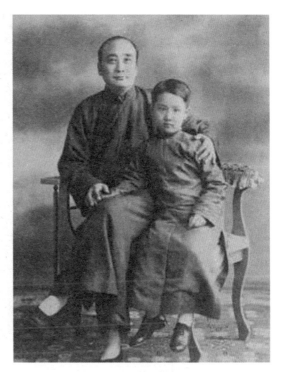

汪采白先生与爱孙合影

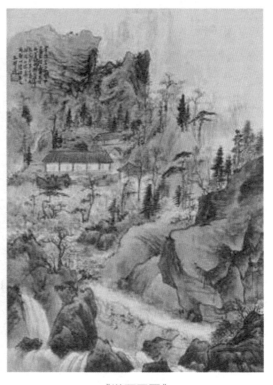

《游西园图》

郑渭占（1882—1966），字梦熊，晚年自号松巢老人，为西园喉科之后裔，积六十年之临床经验，名著于徽浙之间。

《游西园图》画面构图繁而不乱，线条劲健爽利，远山古寺、小桥流水、苍松翠竹乃至近处的点景人物无不精妙。该图左上角有汪采白长跋："余家与西园交谊非一世，纂钦先生余幼时以叔呼之，先生于余颇加青睐。余读书之暇辄游西园，日必逗，逗必夜归。迨负笈秣陵，迹始疏浚。糊口四方，数年始一返而亲近之。己巳中秋，先生命余作巨幅堂画，余应之而苦不得暇，讵意不久，先生遽归道山。此怀耿耿，未尝一日忘宿诺也。癸酉家居，渭占世大兄复申前约，乃作此帧。惜先生不及见也，挂剑空陇，有恨如何。孔祁并识。"

纂钦先生即郑纂钦（1867—1930），名郑靖，捐赠者郑渭占之父，新安名医，西园即郑氏祖宅。己巳年（1929）郑纂钦向汪采白索画，先生应之却苦于无暇。第二年郑纂钦去世，汪采白对此事一直耿耿于怀。癸酉年（1933）郑渭占重申前约，汪采白于是作《游西园图》以尝前诺。从中可见汪采白对郑纂钦的内疚之情。所以画家"不

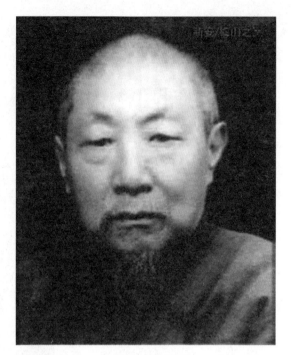

郑渭占先生

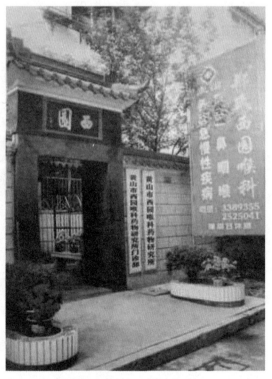

郑氏西园喉科（仇乃桐提供）

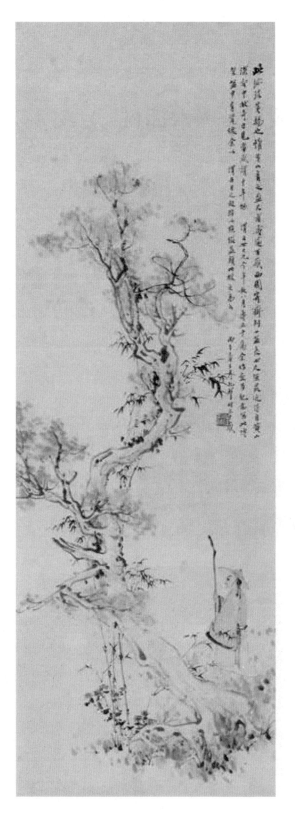

敢以炎热却"，在癸酉年创作了多幅有关西园的画作，以示对郑纂钦先生的纪念。

图绘珍珠黄杨一株，树干虬曲，枝叶茂盛。树下一老者执杖而立，身着长衫，头戴斗笠，正仰头欣赏珍珠黄杨。树旁有修竹雏菊，一派清幽。图右上角有汪采白长跋："此珍珠黄杨也，惟黄山有之，盈尺者寿逾百岁。西园寄斋列一盆，长四尺强，最近得自黄山深壑中，状奇古，见者咸谓千年物。渭占世大兄今年秋八月寿五十，属余作画为纪念，写此博粲。盆中有瓷像，余以谓占目之故，拈以点缀，益显此树之高云。丙子春王月，孔祁，时五十岁。"此图作于1936年，是汪采白为好友郑渭占50岁生日而作，以人物作为珍珠黄杨之点缀，益显树之高大，作者对于珍珠黄杨的喜爱之情溢于纸上。

走进御医故里——六都村

9月15日，在祁门县地方志办公室原主任、地方志专家、《六都村志》主编程成贵先生的引领下，来到了御医程宗尹故里六都村，古时称之为善和村。

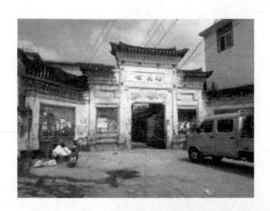

六都村，距县城10公里，现在是祁山镇的一个行政村，古代是全县22个都中的一个，村子虽小，名气却大，古时有"小小祁门县，大大六都村"之称。六都村，古称善和里。自宋至清，一村之中就有书院4所、义学3所、私塾5所、文约2个，鼓励本族子弟上学入仕，致力于教育事业。其中明代中进士者就

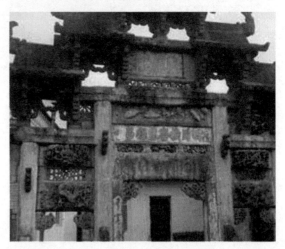

有5人。

嘉靖年间，四川按察使程昌（正三品）致仕家居，徽州知府和祁门知县及其属员，慕其名声，到任、卸任及每遇疑难大事，均前往六都村拜谒和请教，唯其一言而定夺。当时县城至六都村的小路上，官轿来来往往，好不热闹，仿佛一县的权力中心已从县城转到了六都。

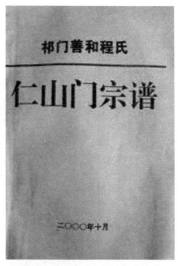

据史料记载，六都村是明代御医程宗尹的家乡。程宗尹，号仁斋，明代祁门北乡善和人，于弘治六年（1531）四月十九日出生，太医院吏目。《祁门县志》（清·同治）和《善和程氏宗谱》《善和乡志》（清·康熙）均有记载。

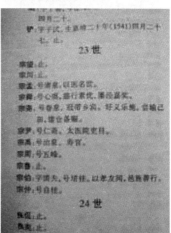

据康熙《善和乡志》记载：程宗尹为善和程氏第23世孙。其父名鉾（古同"矛"字），字子用，号敬潭，生于明嘉靖辛卯年（1493）12月，为善和程氏显派四世祖。授皇恩，钦赐寿官。生子4人，即宗孟、宗舜、宗尧、宗尹。长子宗孟，号清泉，以医名世。二子宗舜，字心虞，又号文泉。德行兼优，累经邑奖。生于嘉靖乙卯年（1555）正月，卒于万历丁丑年（1577）正月。三子宗尧，号春泉，冠带乡宾。好义乐施，自输己田建仓备赈。《善和乡志》中虽未记载程宗尹的出生年月，但以其二哥宗舜来推算，程宗尹生于嘉靖末期，约1560年左右。其在太医院任职大体在万历后期到崇祯年间。

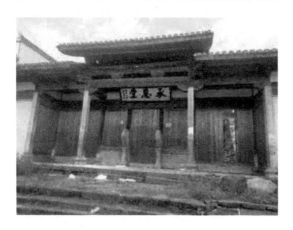

另据程氏宗谱记载，六都村古代以医名世者10余人。如程大中、程昂、程宗孟、程宗尹、程鐈、程良辅（名医）、程庭琪（儒医）、程迅（以医名世）、程升（儒医）、程延祜（精通医术，名赞一时）、程康仁（大小方脉均赞一时）等。

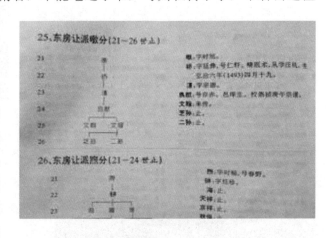

据记载，明代程大中（约1515—1585），字时卿，也是祁门北乡善和中村（今属祁山镇）人。早年习儒，因不得志，遂改习医，师从宣城名医沈潭游。技成归来，悬壶于贵池青阳间，治病不计报酬，救活人甚多。后遇异人得《太素脉》，医术更是大进，行医于湖广，治病多有奇效。李维桢见大中治病多奇中，乃求其术，程曰："理之精者，不能笔之于书，与其私传于子，不若公之世人。"大中卒后，维桢将《太素脉》整理作序，名为《太素脉要》刊行，共两卷。

明代汪机的弟子程镰也是六都村人。据《善和程氏宗谱》记载，程镰（生卒年不详），字廷彝，是明·祁门北乡善和（今属祁山镇六都村）人，系明代医家汪机的弟子。他在理论与实践中传承汪机所创立的中医理论，与另一位汪机的弟子陈桷一同编辑整理汪机的《伤寒选录》，参与编辑《石山医案》，并撰写《医用参芪论》附于《石山医案》后，阐发了汪机"营卫论"的基本观点。

初秋的六都村，烈日当空，大家冒着炎热，看着千年古桂，踏上和溪古桥，赏大宪伯坊、承恩堂、世美坊、放生池和古民居，一路走、一路聊，深感"小小祁门县，大大六都村"古时之辉煌。

美丽的御医文化古村——历溪

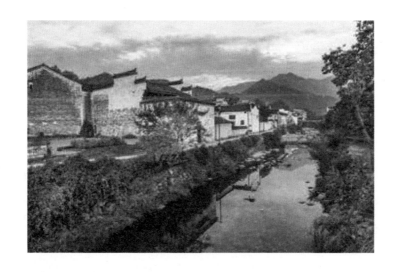

近年来，随着乡村旅游的发展，尘封千年的古村落——"历溪"渐渐地浮出了水面，村落四周群山环抱，远离尘嚣，是名副其实的"天然氧吧"，是祁门御医文化古村。

历溪村今属安徽祁门县历口镇，位于著名的"红茶之源"祁门具历口境内，地处牯牛降脚下。村中主要居住着王姓，均为王璧后裔，于宋朝迁至此地并定基于此，聚族而居。

历溪是个人文景观与自然景观都十分丰富的古村，村中古有历溪十二景。村中的古桥、古祠、古碑、古庙、古戏流传着许多古老而又神秘的故事。现今王氏宗祠"合一堂"为该村明代御医王琠所建，该祠堂大门按圣济五凤楼形式建造，一对汉白玉抱石鼓为嘉靖皇帝所赐。村中的古树林保留着诸多的千年古樟、白果、红楠、香枫、豹皮樟等珍稀名贵树木，为徽州乡村保存最

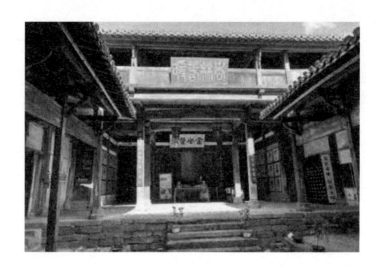

好的古树林之一。

这里的百姓质朴、单纯、勤劳、善良，他们日出而作，日落而息，过着世外桃源般的生活，居住在村中的百姓社会发展的影响有限。然则历溪的山美水灵、历溪村落的原始古朴却渐为人知，原始村落的点点原始趣闻在现今这个高速发展的社会里也会让你耳目一新，这里选取一些有趣的图片先让你"饱饱眼福"，不过你只有亲身来此，才能真正感受到历溪的魅力。历溪村位于祁门县境内黄山景区西麓，坐落在国家级自然保护区牯牛降主峰脚下，因大历山牯牛降的当地俗称而得名，是毗邻江西的祁红之乡。该村建于南唐，至今已有一千多年的历史。这里青山隐隐，绿水潺潺，柴门犬吠，茅舍鸡鸣；舜溪河贯穿村落的首尾，岸边是逶迤的田园风光和绿色的茶山，山野溪畔花团锦簇。古村的粉墙黛瓦掩映在绿茵茵的古树和茶园之间；构成一幅绮丽的田园风光，让人流连忘返。

步入村头，映入眼帘的首座建筑便是一座御医展览馆。馆内偌大天井大院正中立着明代御医王琠的雕像。御医馆的展柜中陈列了历溪出产的三个触摸屏。在三个触摸屏中，可看到汪机、徐春甫、王琠3名

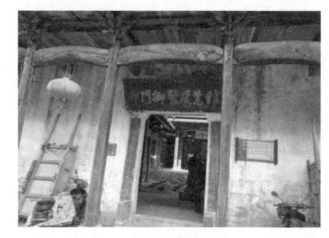

首座御医展览馆

御医的生平。馆内端坐有鹤发童颜的老中医，在为过往游客切脉问诊。难怪鸟瞰整个历溪村呈葫芦状，而古代葫芦是用来装药的，祁门历史上名医迭出，正源于祁门县历溪境内中药资源丰富，天然中药材品种多达895种，祁术、祁蛇等道地药材久负盛名，堪称"安徽省天然药库"。

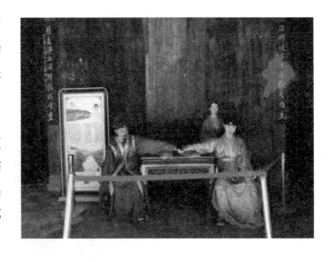

相传明嘉靖年间，53岁的王琠因"之见如神，之胆如斗"凭借高明医术治愈了许多疑难病症而誉满京都。王琠毕生行医著有《医学碎金》《意庵医案》等书济世，至今仍为杏林瑰宝，精湛医技达到出神入化的地步。

舜溪桥

舜溪桥坐落在历溪村的村口，它始建于明景泰年间，已历五百余年，用当地河卵石所建，全长30余米，宽4米，是历溪村的一个标志性建筑；桥西侧石崖上原有观音阁，曾于1948年毁于战火，现仅存佛笼和"历峰锁钥"横匾一块。舜溪桥在唯一能通往牯牛降主峰峰顶的必经之路上，是牯牛降自然景观概念的终极体现。

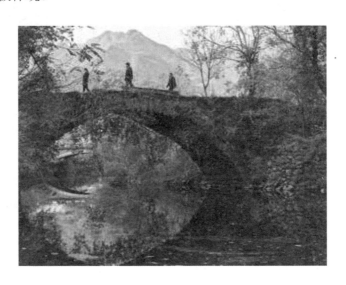

合一堂

合一堂又名"五凤楼"，为明代御医王琠所建。传说王琠于明嘉靖年间闲游京师，治愈太子怪病，随后被封为御医，但王琠不图荣华富贵，告老还乡后，按京城圣济殿式样建造合一堂，意喻"天人合一"；该祠堂气势恢宏，古朴庄严，雕梁画栋、富丽

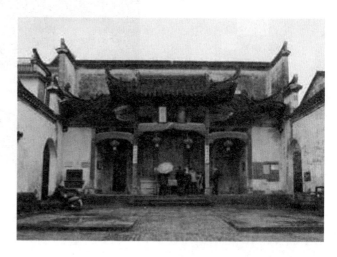

堂皇，屋顶四面上翘，宛如一只老凤带着四只小凤飞舞九天，故又名五凤楼。

合一堂前汉白玉抱石鼓：

合一堂落成后，嘉靖皇帝为表彰王琠的功绩，特赐其汉白玉高浮雕抱鼓石一对。抱鼓石高1.8米，基座高0.9米，上面刻有：三阳开泰、麒麟献瑞、五兽车马、鱼跃龙门等，为徽州祠堂抱鼓石一绝；在中国除皇宫圣济殿现存一对外，在民间用汉白玉石质的高浮雕抱鼓石仅此一对。

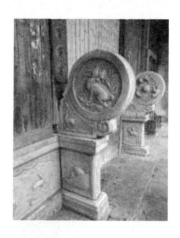

万寿樟

距合一堂不远，至今依然枝繁叶茂、郁郁葱葱地生长着一棵千年古香樟树，它是历溪村历经千年的标志；此树种植于五代时期，有800多年的树龄，故取名"万寿樟"。古樟胸径2.2米，五个成年人都无法合抱。树冠覆盖有300多平方米，枝丫伸展造型独特，形似佛掌，故又名"佛掌香樟"，被当地村民奉为"神树"。

村口古木林（水口林）

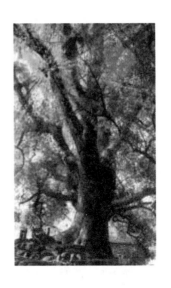

水口林是古徽州村落的标志之一，起着防风固沙、遮屏村庄的作用。历溪的水口林由于长期封禁，保存完好。来历溪旅游的一些林业部门的专家说：在村落附近能保存如此完好的古木林而未被毁坏，实属不易，这在全国各地乡村的景观林中都是十分罕见的。全村百年以上的古树有360余株，林中古木参天，遮天蔽日；珍贵树种有银杏、红楠、苦槠、樟树等，置身其中，宛若身处原始森林和天然氧吧，令人心旷神怡。

历溪大峡谷

历溪大峡谷是牯牛降景区内的一条长达35华里的峡谷。峡谷中山势陡峭，沟壑纵横，奇峰竞秀，风光旖旎，当地民谣曰："三十六大岔，七十二小岔；岔岔环连环，大岔套小岔"，自然景色之奇，可见一斑。峡谷中沟壑幽深，原始次森林郁郁葱葱，令人有扑朔迷离之感。这里流泉飞瀑、喷珠泻玉、碧

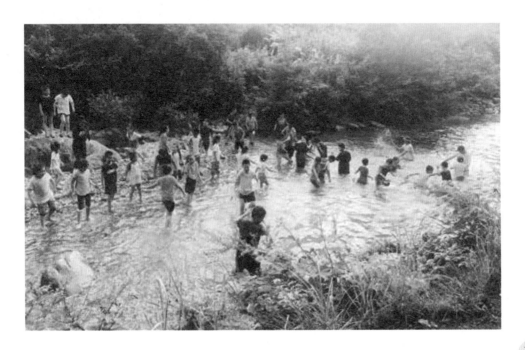

涧清流、柔媚迂缓，宛若一颗颗巨大的翡翠镶在谷中。峡谷内动植物资源丰富，植物群落保存非常完整，珍禽异兽出没其中，被誉为"华东动植物基因库"，是探险、健身、休闲的理想去处。历溪大峡谷内主要景点有：黄龙池、黑龙池、白龙潭、猫儿洞、金龟石、老虎岩、迎客松、龙凤松、情侣松；仙女浣沙、仙女瑶池、仙女望月；还有新四军根据地"麻石屋"和神秘的藏军山等。最高峰牯牛大岗，集雄、奇、险、秀、幽、妙于一身。海拔1727.6米，似牯牛顶天而立。尤为神奇的是秋高气爽之时，峰顶常有硕大的圆弧状七色光环浮现，随风飘浮滚动，此这称"佛光"，这里的佛光比峨眉佛光更清晰，且显现时间长、次数多，是为牯牛降景观之一绝。登临绝顶，南望群山连绵百里，黄山诸峰尽收眼底，北眺长江如练。牯牛降一直以来是户外登山活动的经典线路之一。登峰顶三公里长"牯牛背"上的险峻景色是整个华东地区的终极体现，同时可观云海、云瀑、日出、日落和佛光。

　　古香的历溪正在敞开着胸怀静等着你来享受着她的繁茂清凉和悠久的历史文化。

新中国成立后祁门中医承袭的传统形式
——从师带徒

古往今来，祁门杰出良医代代相承，为新安医学的主要发祥地，祁门县域中医声誉海内外，培养后继人才主要承袭传统形式——从师带徒，虽有秘方绝技只世袭，从不外传，或有传子传媳、不传女之说。

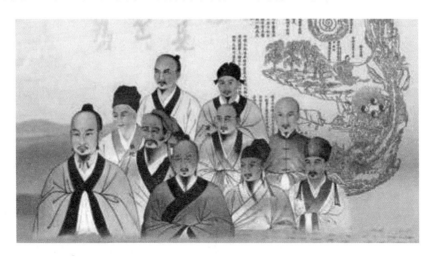

1月4日，2018年全国卫生计生工作会议在京召开。会议全面总结了2017年卫生计生改革发展和5年来工作，研究部署2018年工作。国家卫生计生委主任、党组书记李斌在工作报告中指出，要传承发展中医药事业，发展中医药健康服务，进一步深化中医药师承教育。再次把师承教育提升到国家重要传承教育层面。

新中国成立初期中医学校虽有兴起，但数量不多，时间不长，祁门中医传承的形势依然是学校教育与师承教育并存。1958年国家卫生行政部门就大力提倡并积极支持老中医带徒，这时祁门县培训师带徒中医10人，1959年我

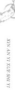

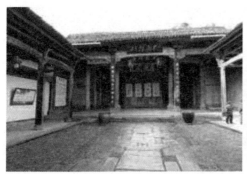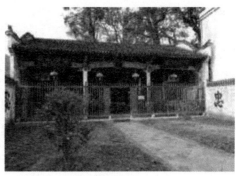

县还举办过针灸训练班，结业39人。1962年县卫生局还举办中医师带徒培训班。学制两年半，地址设在城内北街王家大屋，后迁至西大街，至1963年停办，共培训学员28人，其中结业26人。后由于"文革"浩劫，从师带徒教育形式即止，直到1978年10月26日，徽州地区革委会人事局下文（徽革人字〔1978〕第083号，卫生局徽卫字〔1978〕第143号）文件通知，又逐步恢复，这时各县中医及中医学徒被录取全民所有制事业单位，其中我县就有1名，紧接着1978年12月26日，徽州地区革委会卫生局又发徽革卫字〔78〕184号通知，全地区被录用到医疗单位的中医和中医学徒共32名，其中祁门县又有3名。

中医学徒期一般为三年，凡市县政府有计划招收的中医、中药学徒，学徒期满，必须进行出师考试。其中1981年年底省卫生厅对中医学徒进行过统一命题出师考试，成绩及格者录用，不及格者根据情况，或延长学徒期或淘汰。

据《祁门县志》记载，1994年县人民政府调查登记全县有中医64人，其中半农半医的达16人，且多数已经年迈，后继严重乏人。到1985年全县调查全县有中医，其中中医师33人，中药师1人，中医士32人，中药士11人，经县卫生局批准开业的个体中医仅11人。中医人数略有改善，后继乏人的情况仍然十分严重。

岐黄济世代代相传

——祁门县中医史述略

祁门历代杏林兴盛，名医辈出。最早的医事活动，可追溯到公元六世纪的南北朝时期。南朝陈后主之弟陈叔安，以世乱迁居赤山镇（今祁门县祁山镇），以医济人。据志乘、谱牒记载，从南北朝至民

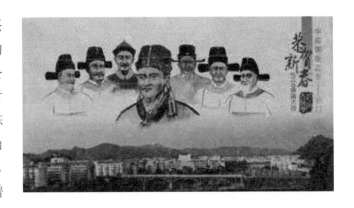

国期间，就有医家160多人，医著40多部，其中不乏医苑翘楚。数百年来，他们以仁术济世，良技医病，为人民大众解除疾苦，造福桑梓。

唐、宋、元三朝，史载祁门医家7人。唐朝方可通，医术得嵩岳道人方脉正传，研究极深，融会旨趣，四方蒙活者不可胜计，民称"扁鹊再世"。元代徐存诚，继承祖父仁斋医术，究心岐黄，精方脉。家中设堂蓄药，取"存诚以视证，尽诚以用药"之意，名曰"存诚堂"，是为祁门史载之第一家药店。

明代，祁门中医药事

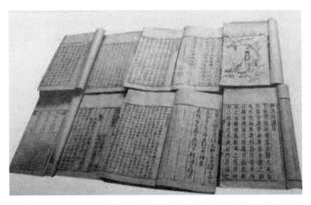

《汪石山医书七种》明嘉靖祁门朴墅汪氏祠堂汇刻本

业发展到鼎盛时期，医学名家大量涌现，纷纷著书立说，史载医家53人，著书33种。著名医家汪机，字省之，号石山，祁门县城内朴墅人，新安医学的代表人物，为人治病，每起奇症，远近求医，岁无虚日，至有"闻其声咳顿喜而病瘳者"，医名藉甚，为我国明代与李时珍齐名的五大名医之一。《明史·方

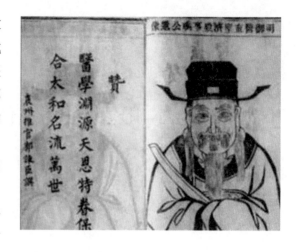

伎·李时珍传》中称："吴县张颐、祁门汪机、杞县李可大、常熟缪希雍皆精通医术，治病多奇中。"汪机行医40余年，活人无数。他以毕生精力精研医学，撰有《续素问钞》《补订脉诀刊误》《医学原理》《外科理例》《运气易览》《伤寒选录》等医著凡13种77卷。其医术宗于丹溪而不泥于丹溪，熔朱丹溪、李东垣学术为一体，在实践中注重脾胃，调养气血，培护元气，成为中国医学史上"固本培元派"的鼻祖，又发明"新感温病"，把温病学研究推上了一个新阶段。

御医王琠，字邦贡，号意庵，别号小药山人，祁门历溪人，以草药治愈奇疾怪症无数，有"诊察如老吏之断狱"之誉，名扬京师。著名医学家徐春甫，字汝元，号东皋，祁门县城东人，在内科、妇科和儿科方面造诣很深，并以治病奇中著称，被召入太医院任御医。

徐春甫博览医书，医著宏富，其中，嘉靖三十五年（1556）编成的《古今医统大全》，共100卷185万字。该书从280余部各种著作中，摘录资料加以整理分类并结合个人心得编撰而成，内容丰富，包括历代名医传略、《内经》要旨、养生导引、本草药性与方剂、脉法、针灸与经穴、各科疾病诊治和医案与医家验方秘方等，但绝大部分为临床各科的证治，占80余卷之多，是中国古代十大医学全书的第一部。汤世隆在该书序言中评价说："可谓集医家之大成。"隆庆二年（1568）春，徐春

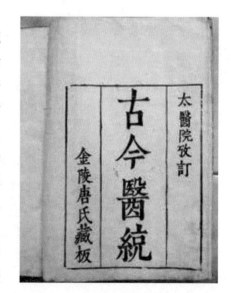

甫汇集全国各地名医46人，在北京成立了全国最早的民间医学团体——"一体堂宅仁医会"。其中祁门医家就有汪宦、胡铁、徐良佐、李应节、胡允祖、徐良名、许应奇、胡允中、徐本诚、汪腾蛟等11人。

著名药学家陈嘉谟，字廷采，号月朋子，祁门县西乡石墅（今小路口镇二都）人，历经七载，五易其稿，于嘉靖四十四年（1565）成书的《本草蒙筌》12卷，载药786种，以对语体裁，对药物产地、性味、采集、贮藏、辨别、炮制、使用等，分门别类予以介绍，图文并茂，论述周详，颇有发明，为继《大观本草》之后，《本草纲目》之前的一部重要的本草专著。汪机的《石山医案》、徐春甫的《古今医统大全》、陈嘉谟的《本草蒙筌》，均东传日本，对日本的医药事业有很大的影响。黄宰精研针灸，存心济世，常施药济贫，名闻遐迩，数千里外之病人咸来就诊，活人无数。著有《针灸仅存录》。此外，尚有汪渭、胡田、汪宦、胡缺、陈桷、程大中、黄万户、饶进等均医术卓著，享誉城乡。

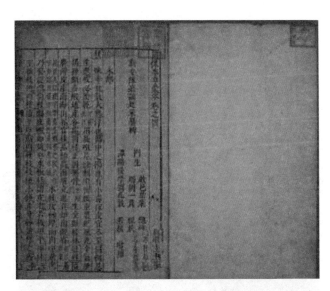

到了清代，祁门中医活动仍然非常活跃。在260多年中，有史可查的医家就有79人，医著13种。清初，石坑人张为铃潜心医术，精幼科痘疹，凡有治疗，莫不臻妙，远近皆称其为"圣手"。桃源人陈鸿猷，

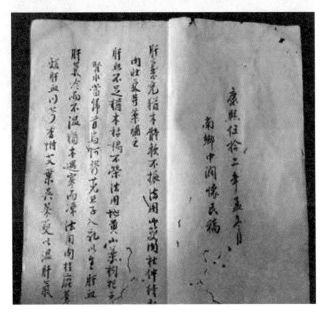

嘉道年间行医于西乡，业儒工诗擅书画，经余史暇，博览医书，究心岐黄之术，历50余年，得效累累，为一效验俱丰的乡村医生，著有《管见医案》《医学引略》传世。许家坦人许毓人幼年笃志学医，勤奋颖悟，孜孜不倦，于痨瘵、气厥、疫痢、血崩等危重沉疴，每以清灵取胜，闻名遐迩。李星藻医理精博，凡登门求诊者，无不妙手成春，声名藉甚，为远近名医。郑旭华弃儒从医，精研医学著作，善用丹溪方。为人治病，不计酬金，贫者资之以药，祖遗良田百余亩典卖一空，毫不顾惜。行医50年，活人无数，名闻祁南浮北，人称"慈善医生"。姚仲南善治标症，素有"标症姚仲南"之称。骨伤名医胡显君、胡茂忠父子，擅长手法整复四肢骨关节脱位及用中草药治疗跌打损伤，著有《少林跌打内外科秘方》《跌打伤科》传世。

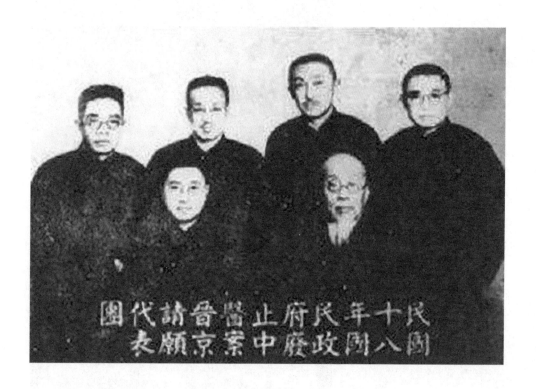

民国期间，国民党政府颁布《废止旧医以扫除医事卫生之障碍案》，要取缔中医，中医在法律上失去了合法地位。祁门和全国一样，中医事业处在一蹶不振的境地。由于人民的需要，许多中医仍克服困难，活跃在民间，为大众的身体健康服务。祁门南乡贵溪人胡宝芝，善用景岳方，擅长妇科，悬壶于景德镇。晚年返乡，服务桑梓，为村中人治病，从不言利，著有《临床取验》。祁门城内人马如春，才思敏捷，医术精湛，善治奇症，素有"梅城标症高手"之誉。祁门鹤山人汪子征，治学严谨，医术精湛，以善治慢性病饮誉城乡，执医30年，救人无数，众誉"梅城本症高手"。

祁门溶口人潘鉴卿，14岁跟随黟县名医舒树仁学医，深得其术。1930年开设"公济堂"药房，亦医亦药50年，善集诸家之长，尤擅外科疮疡险症，每获奇验。1938年，过祁粤军多患梅毒，经潘氏治疗，大部痊愈。求医者遍及祁门、黟县、婺源、浮梁、石埭数县。

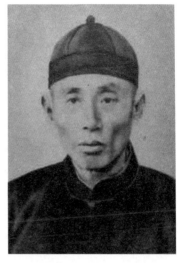

祁门历口人范子昌，执医38年，于理论与临床均有造诣，平日"勤求古训，不懈其心"，精研四诊，辨析三因，临证用药，庄重谨慎，擅长内科、儿科，颇受群众信赖。祁门彭龙人汪绍元，出生于中医世家，兼得名医范震亨传授，医术益精，以妇科、儿科见长，尤以插鼻苗预防天花名闻四乡，人称"苗先生"。诊病无问贵贱，行医50载，屡起沉疴。

自南北朝以降，祁门医家有以下三个特点：

一是世医多。据史料所载，世代相传的医家有汪氏、徐氏、黄氏、江氏、程氏、李氏、胡氏、张氏、方氏、倪氏等。元代有徐仁斋、徐存诚，祖孙俩亦医亦药，艺术精湛，用药精诚，驰誉州里。明代有汪渭、汪机父子，汪渭少习举业，精医学，存心济物，志不在名，活人甚多，为祁门名医。汪机更胜其父一筹，成为举世闻

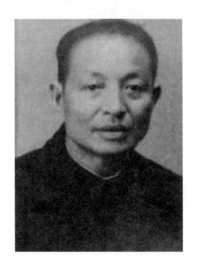

名的医学家。徐良佐、徐良名自小跟叔父徐春甫学医，后又随至北京，协助徐春甫组织成立了"一体堂宅仁医会"。黄氏即有黄宰、黄万户父子，万户继承父志，熟读父作《针灸仅存录》，后选入太医院，成御医。黄荣、黄溥、黄廷印三代业医。清代有江廷鳌、江廷升，得父辈御医江之迈薪传，均成当地名医。江廷鳌著有《医学秘录》《经络析义》《汤剂变通赋》，医者争相阅读。李星藻从叔祖父衡山研习医术。衡山医理精博，为远近名医。星藻尽传其术，称盛一时。凡登门求诊者，无不妙手回春，声名藉甚。东乡石坑的张为、张观渤父子，皆精幼科痘疹，远近称为"圣手"。骨科最著者为雷湖

胡显君氏四世骨伤科，均精于手法整复四肢骨关节脱位及用中草药治疗跌打损伤，盛名载道，医声远播。

二是儒医多。历史上"儒医"这个概念，是指先攻儒学，后攻医道，由儒入医，儒而知医，医儒兼通者。儒家的伦理观和人生观促使许多儒学人士从事医学研究，有些人干脆弃儒学医，终身以行医为业。笔者所搜集的南北朝至清朝的160多名医家中，出身儒生者几乎占了一半。由儒而医者，其原因各有不同。有因自己体弱多病而弃儒从医者。如徐春甫之父、祖数代均业儒，因此徐春甫幼年时也习举子业，后因身体多病而学医。陈嘉谟少习举子业，亦因体弱多病，遂留意岐黄。方仁寿幼年体弱多病，遂攻岐黄术，擅长骨科，活人济世，闻名遐迩。有因父母或亲属患病久治不愈改而学医者，汪机原为县庠生，因母病呕，经久不愈，遂弃儒攻医。方玉章少从名士张泰学习举子业，后以双亲患瘤疾，日夜侍奉汤药，究心《难》《素》诸书，遂精医术，以医济人，远途驰声。有因世乱。经商失利、家贫辍学不得已而从医者，乾隆间邬启芬，幼而颖异，国子监生，因兵乱辍业，遂究心岐黄术。其子邬发杰幼业儒，县府考试屡列前茅，因父去世家贫而辍举子业，遂研岐黄，继父志以济世。倪少辉自小笃志诗书，手不释卷，起于寒儒，经商不遂，弃而为医，全活者甚众。还有许多则是因屡次应试不举，"不为良相，便为良医"者，御医黄万户幼习举业，屡试不第，乃继承父志而业医。西乡黄龙口人汪嘉寿，幼习儒业，屡举不中，乃精岐黄，术以济世。南乡严潭人王恩荣，幼习举子业，屡试落榜，乃弃儒学医。安凌人曹廷芹生而明敏，幼习儒，道光间一试未中，乃弃儒习医，潜心杏林橘井之学，以术活人。此类事例颇多，不一一枚举。大量的儒士投身到医药界，他们大多有较深的文字功底，善于著述、总结前人经验及个人行医心得，撰写医著，对医学的发展起到重大促进作用。

三是太医多。据目前所收集的资料统计，征选入太医院的祁门籍御医、吏目有王瑛、胡田、汪宦、胡鈇、徐春甫、黄万户、谢曜、胡文昭、叶道瑞、吴俊德、程宗尹、汪棠、胡道立、谢津、谢复礼、周滋、周班德、周仕元、江之迈19人，担任医学训科的官医有徐存诚、程昂、张铎、胡田、胡文信、胡道新、胡上瑶、胡上琥、黄启鸣9人，共有28人之多。王瑛嘉靖间行医北京，适值皇子病剧，御医莫效。中宦荐王瑛前去医治，立愈。遂诏入太医院，赐以直圣济殿事加授登仕郎。其间为皇亲国戚、达官贵人救治急、危、重病难以胜计，创其"之见如神，之胆如斗""诊察如老吏之断狱"之誉，名扬京师。胡田原任本县医学训科，以解药抵京，考中太医院，授为御医。汪宦、徐春甫师徒俩是在北京行医时医名显著，被选入太医院的。徐春甫在太医院任职期间，做了两件青史留名的大事：一是凭借自己在医学界的声望，汇集海内名医46人，在北京成立了"一体堂宅仁医会"；二是利用御医的有利条件，浏览国家所收藏的珍贵书籍，编纂了中国古代十大医学全书第一部——《古今医统大全》。

御医，又叫太医。历朝封建统治者为了维护自己的健康，均向民间征召"品学兼粹""名动九州"的医师，并且要经过严格的考试，才能进入太医院。能够当上御医，说明医家具有很高医学水平。在《神医喜来乐》电视剧里，以王天和为首的御医被描写成了泛泛之辈，实际上是出于艺术夸张的需要。

纵观祁门中医史，不得不惊叹这样一个山区小县，历史上竟产生出如此多的儒医、御医、官医，这与徽州祁门有深厚的文化底蕴基础、强大的徽商经济推动及以家族链世医为纽带是分不开的。他们为保障人民群众的生命健康、推进新安医学和祖国医学发展做出了卓越贡献。

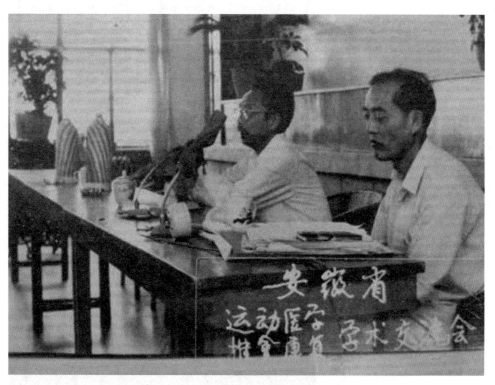

骨伤名医胡友来先生生前与国医大师李业甫先生在一起

祁门医家的医德风范

纵观古今中医各家，大凡有所建树者，无一不是德艺双馨之医家，他们用自己的言行举止诠释着医乃仁术，用自己的心血汗水捍卫着医道尊严！祁门医家的高尚医德在他们的理念行为、为人处世的各个方面也都有出色的表现。他们从儒医、研医、医风等方面展示出祁门医家的医德风范，这种高尚的医德是促成新安医学历史辉煌的精神动力，也成为祁门中医药文化史上最值得珍视的遗产。

祁门医家坚持"不为良相，便为良医"的信念，对于专以医为赚

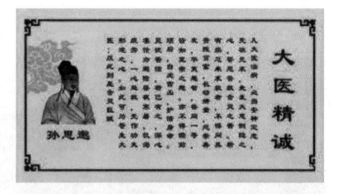

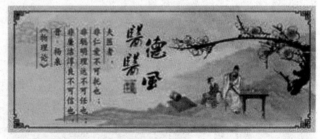

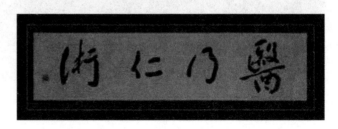

钱发财手段、不以患者为念、不讲医德、学艺不精、欺世盗名、假冒伪劣等俗医陋习和歪风深恶痛绝，十分重视医业自律。

隆庆二年（1568），我国建立了最早的民间医学学术团体"一体堂宅仁医会"，它是由祁门医家徐春甫等在北京发起和创办的，据徐春甫《医学入门捷径六书》中所载。"一体堂宅仁医会录"一文，可窥见其组成、宗旨和会款等内容。宅仁医会的成员多为集于京都的来自全国各地的名医；会中来自安徽祁门的医家就达11人，如徐春甫之师汪宦等。还有来自江苏、河北、湖北、四川、福建等地的名医，先后入会者达46人。医会的宗旨在于探讨医药学术，要求会员深入研究《黄帝内经》及四家学术之奥秘，提高医疗技术；讲求医德修养，深戒徇私谋利，会员间真诚相待。存善去过，团结互助，患难相济。医会提出22项会款作为对会员的具体要求。具体款项为：诚意、明理、格致、审证、规鉴、恒德、力学、讲学、辨脉、处方、存心、体仁、忘利、自重、法天、医学之大、戒贪鄙、恤贫、自得、知人、医箴、避晦疾。从治学内容、方法、态度到医学家应具有的思想素质、道德品质、处世接物方法以及对待患者的态度等，都做了具体规定。

清代祁门医家叶起凤在乡里授徒之暇，广采医家嘉言懿行，除养生治病用药之法外，还特别列出古来良医心存济世，救人适以自救；俗医只为谋利，害人适以自害的事例，比照劝诫。他所编《医家必阅》成为当时医者的自律手册。还有元代祁门医家徐存诚药室以"存诚"为匾，对患者"存诚以视证，尽诚而用药"，诊无不中，医不计利，不仅施诊，还设药室施药济人。

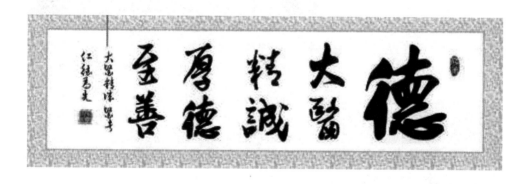

以上所列为部分祁门医家医德医风的表现，大体反映了祁门这个儒医群体的医德风范和精神面貌。当然，作为祁门医家这样一个医学群体，也不可能人人尽善尽美，史料记载中也不无溢美之词，但是，从整体来看，祁门医家的医德医风的确特色突出。这种高尚医德的产生、良好医风的形成，有着深刻的地理历史原因，同时受中华儒家文化尤其是徽文化的特别影响，值得后人称颂。

古徽州优秀传统文化影响下的御医现象

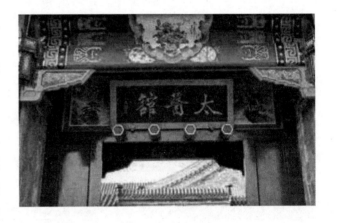

中医学是中华民族长期与疾病斗争的经验总结。在发展的过程中，不断汲取当时的哲学、文学、数学、历史、地理、天文、军事学等自然和人文学科的知识，成为传统文化不可分割的一个重要组成部分和载体，集中体现了中国传统科学文化和人文文化、发挥重要作用的"活化石"，科学精神和人文精神，是唯一保存至今并仍在对当代人们的卫生保健依然发挥着不可替代的作用。重要的是，古代天文、历法中很多失传的东西有赖于《黄帝内经》保存了下来。从这个意义上讲，说中医是中国优秀传统文化的代表，实不为过。作为古徽州文化的重要组成部分，新安医学伴随着徽学的兴旺发达而有过辉煌的历史。新安医学不仅有庞大的医家群体、宏富的医学著述，其一些学派与学术思想更是曾于明清时期主导着中医学术发展的主潮流。

新安御医文化现象是明清时期中医学的代表，具有博大精深的内涵和历久弥新的魅

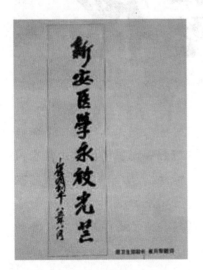

力。其丰富的医学文化和谐思想，体现了仁爱、诚信、乐善好施、重义轻利的精神。新安御医文化还是新安医学及徽州文化的缩影，体现了"天人合一"的和谐之美。徽州人重视自然与人文的和谐，民风淳朴，人与人之间求同存异、和睦相处、团结友爱、同心同德。其"天人合一"思想是建立在深厚的伦理道德基础上的，通过给自然之天赋予道德的内涵，向人们灌输一种尊天、敬天的意识和天地一体、博爱万物的大情感，使人类带着真切深厚的道德情感和道德意识去关爱天地万物，并把这种追求作为一种美好的人生理想，一种崇高的精神境界，体现了"赞天地之化育"的伟大胸怀和待患若亲的仁爱精神。它是中国近古社会文化的生动标本和全息缩影，其精华是时代先进文化的代表，这种精神对于当代和谐社会建设具有积极的意义。

新安御医现象在近千年的新安医学发展历程中，不仅有庞大的医家群体、宏富的医学著述，其一些学说学派曾主导着明清中医药学术发展的主潮流。古籍文献凝聚着先人的智慧，无数先辈以亲身实践的经验为中医药的传承做出了卓越的贡献，他们是不应该被遗忘的人。吴源、黄孝通、陈安国、陆彦功、王琠、汪宦、徐春甫、胡文昭、孙一奎、吴谦、汪必昌、江之迈、程少轩等一大批新安御医群体，谱写了一幅幅新安医学史上光辉灿烂的御医文化与史章，为新安医学乃至祖国中医药医学宝库留下了十分珍贵的医学文化遗产。

1.高密度的新安御医现象

新安医家自幼好儒者众多，先儒后医、亦儒亦医，他们深受儒家文化的影响，崇尚儒家伦理道德，具有较高的职业修养与道德风尚。不仅注重钻研精湛的医疗技术，而且追求高尚的医德医风价值理念，主要表现为：宅心仁慈，待患若亲，纯朴诚信，谦恭明理，乐善好施，恒德忘利。新安御医的特点就是在好儒、通儒的高文化素质的民众基础上形成了高密度、高水平的儒医群体。

深厚的文化底蕴是新安御医形成的基础，程朱理学的忠孝礼仪、义利观等儒家思想，以及朱子的"存天理"等观点都深深地成了新安御医著书立论的基础及从事医业的行为准则规范。因此，新安地域除有庞大的儒医群体外，还产生了众多的御医，在这块不大的弹丸之地，据文献资料不完全统计，宋代以来尤其是明清两朝新安名医在京都太医院任御医或为医官的就有七十四人。而有着"御医之乡"美誉且人口不足二十万的祁门县，明清两朝就出现了御医二十二人（明21人、清1人）。甚至在明代祁门县南乡的贵溪，一个小小村庄内竟然有胡氏一门胡文昭、胡文信、胡道立三御医之奇事。既有父子御医，又有兄弟御医，个个医名籍籍，建树良多。徽州府所在地歙县，宋、明、清共有御医二十四人（其中宋4人，明15人，清5人）。南宋御医吴源，字德胜，休宁凤山人，生年不详，卒于1173年。吴源承继五代医业，活人甚众，人称"神医"。南宋孝宗时（1163—1189）太医院医学博士、被孝宗皇帝授予"医博"的歙县"黄氏妇科"之始祖黄孝通"医博世家"，代代薪火相传至今八百多年，相继26代，代不乏人，成为灿烂辉煌的新安医学中的一朵妇科学奇葩。

生活于明·成化、弘治年间的陆彦功，新安歙县人氏，六世祖陆梦发与南宋末大臣、文学家、民族英雄文天祥为宋理宗宝祐四年（1256）同榜进士，官至大府丞，可谓门庭显赫。其后代以医鸣世，享誉徽歙。陆彦功父亲陆晓山，儿子陆厚载，外甥张政鸿、吴以顺等皆为医（另据安徽省博物馆所藏《陆氏家乘》所载，陆家明时尚有陆乔梓、陆省吾等名医）。陆家医术传至彦功时，得以发扬光大而医名更为卓著。据清·康熙三十八年（1699）《徽州府志》卷十七《方技》载曰：陆彦功，歙人，三世以医名，而彦功尤精，治疾辄效。明·嘉靖、万历间祁门东皋人徐春甫（1520—1596），字汝元，存心以济仁为务，不求于利，活人甚众而医名益噪，于嘉靖四十三年（1563）被招入太医院，授太医院吏目。明·隆庆二年（1568）春，徐春甫倡导并组织成立了我国历史上第一个自然科学的医学团体——"一体堂宅仁医会"。

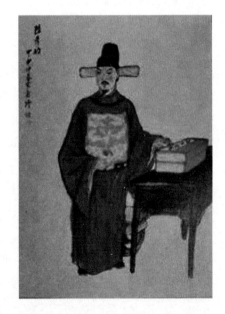

清·乾隆年间歙县儒医吴谦（生卒年月不详），字六吉，招入太医院不久就被提升为院判（副院长）。其谦逊好学，为人正直，医术精深，活人无数。乾隆四年（1739），清政府为了顺应社会发展的需要，下诏编纂医籍，要求太医院组织编写一部大型综合性医学全书，称"尔等衙门该修医书，以正医学，钦此。臣等闻命之下，曷胜惶惧欣跃。医道废弛，师范不立久矣。皆因医书驳杂，人不知宗。今我皇上圣慈仁心，视民如子，欲其同登寿域，德意之厚，与天无级，此乃万世寿民公事"。太医院使（院长）加光禄寺卿衔臣钱斗保等接旨后，召集太医院医官们商讨研究，组织搭建编写班子，拟定了执行办法，

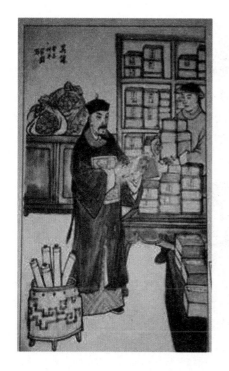

同时上奏要求将皇宫内珍藏的所有医学书籍全部交由太医院点校整理，并通令全国征集各地地方及家藏的所有医学书籍和民间单、验方。方案上呈后，经乾隆皇帝御批，并且钦定由吴谦与同宦刘裕择为医书总修官（主编），开始整理编辑大型医学类丛书。根据编写计划，吴谦等"分门聚类，删其驳杂，采其精粹，发其余蕴，补其未备"，博采历代各家论述之长，系统加以整理，前后历时三年时间，于乾隆七年（1742）将医书编写完成。乾隆皇帝看了吴谦等人花费了三年时间编辑整理出的大型医学全书，甚是喜悦，并为该书赐名为《医宗金鉴》。

乾隆皇帝在近臣们面前赞誉其曰："吴谦品学兼优，非同凡医，尔等皆当亲敬之。"由于吴谦刻苦好学，医术精湛，并主持编撰了大型综合性医学全书《医宗金鉴》而名垂千史，与张璐（江苏吴县人）、喻嘉言（江西南昌人）并称为清初医学三大家（《清史稿》载）。

2.新安御医崇尚医以活人为心

古新安（徽州）是集儒学之大成的程朱理学（程颐、程颢和朱熹）的祖居地，世称"程朱阙里""东南邹鲁"。程朱理学对古徽州的社会、文化及各阶层人士的各个方面，都有着极为深刻的影响。自宋以来，社会崇尚儒学，儒家学说深入人心。故新安人为官者多理学名臣，为士者多硕儒，为商者多儒商，为医者多"儒医"。在儒学思想的影响下，新安地域出现了70余位御医，自宋以来尤其在明清时期，形成了新安医学蔚成业绩卓著的一个御医现象，不仅推进了祖国医学事业的发展，而且以杰出的儒医风范，对中医学医理医术孜孜不倦的追求，对儒学的创新性思考等特色，至今给人们以深刻的教益。

孔孟儒学倡导"仁者爱人"，要求人"正心诚意"。在儒学思想熏陶下的新安御医，能对"医业"有深刻的认识，在这种"医以活人为心"儒学理念的指导下，新安御医总是以病人为上，以病人为本。新安御医的"医德"和"仁心"为世人所称赞，这在御医群体中表现得也尤为突出。早在宋代歙县人张杲（1149—1227）就在其《医说》中提出了医者当自念，云："人身疾苦，与我无异，凡来请召，急去勿迟，或止求药，宜即发付，勿问贵贱，勿择贫富，专以救人为心。"新安后世医家以此为准绳，"医以活人为心"理念深入人心。

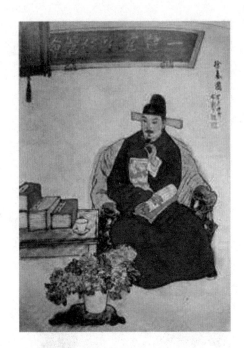

明代太医院吏目祁门人氏徐春甫，一生博览医书，仁心济世，不求于利。其主张："医以活人为心，故曰医仁术。"提出"救人如救火。"明·嘉靖间，徐春甫悬壶故里及江浙一带，后迁寓顺天（北京）行医，寓居太师成国公朱希忠官邸，因徐春甫存心以济仁为务，不求于利，活人甚众而医名益噪，其时日日求医者接踵于门，即使皇公贵族也不能即到即治。嘉靖四十三年（1563）徐春甫被招入太医院，授太医院吏目。明·隆庆二年（1568），徐春甫倡导并组织在京的苏、浙、皖、湖、闽等地的京城太医和名医46人（其中新安医家就有21人）成立了我国历史上第一个自然科学的医学团体——"一体堂宅仁医会"，比世界上著名的意大利伽利略创立的山猫学会将近早了八十年。徐

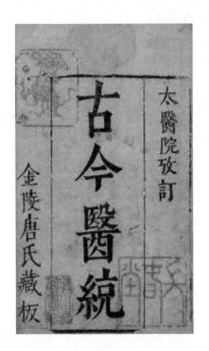

春甫主持制定了团体的会规会章共22条，要求与提倡为医者应以"仁"为本，为人诊病要有诚意、恒德、忘利、恤贫，"深戒徇私谋利之弊"，"善相劝，过相规，患难相济"，存济世之心，关心病人疾苦，倡导良好之学风。要求入会医生须有良好的医德，"不恒其德，或承之羞"。要求会友"深戒徇私谋利"，做到"善相劝，过相规，患难相济"。学会还约定：诚意、力学、明理、讲习、格致、辨脉、审证、处方、规鉴、存心、恒德、体仁、忘利、恤贫、自重、自得、法天、知人、医学之大、医箴、戒贪鄙、避晦疾22项条款，"仁""德"贯穿医会的全部宗旨之中。在学术上徐春甫坚持穷探《黄帝内经》和金元四大家之奥，

尤其重视对李杲学说的研究，主张做良医要务求明白医理，认真审证、辨脉，善于识药用药，不可泥守于古方，细心辨证遣方用药，而且要兼通针灸，提高医疗水平。"一体堂宅仁医会"的创建，成了新安医学乃至中华医学史上首创群众性医学团体组织之最，为促进京都地区乃至全国的学术交流活动、提高医疗技术水平和医德规范，可谓开创了一代新风。

徐春甫毕生精勤不倦，还著有《医学未然金鉴》《医学入门捷径六书》六卷，以其存世的英名与功绩，在祖国医学史的长河中激起一朵朵绚丽的浪花，与同里名医汪机无愧地当选成了新安"千年杰出人物中的医学界代表"。

3.新安御医信奉儒学，习医行事"一以儒理为权衡"

徽州人从小就有读书的习惯，有一副著名的对联曰："第一等好事只是读书，几百载人家无非积善。"读书以求仕，如不能入仕，则"不为良相，即为良医"，以医为业，"功同良相"。已入仕途者，亦受"为人子者不可不知医"儒家"孝道"思想的影响，仕而兼医。据有关文献统计，新安医家兼及研医者中，由儒而习医者约占70%。因此，御医者必儒医也。新安医家信奉儒学，习医行事"一以儒理为权衡"。不仅以儒家伦理道德为规范，而且将儒理融入医理，援儒入医，以儒解医。作为儒家文化的具体体现。新安医学的"天人合一"观也是中国传统文化的基本精神，"天人合一"观肯定了人是自然界的一部分，反对把人与自然相分割和对立。作为儒医群体的新安御医，其"天人合一"思想是建立在深厚的伦理道德基础上的，通过给自然之天赋予道德的内涵，向人们灌输一种尊天、敬天的意识和天地一体、博爱万物的大情感，使人类带着真切深厚的道德情感和道德意识去关爱天地万物，并把这种追求作为一种美好的人生理想和一种崇高的精神境界。这种崇高的精神境界可以使人们的物质欲望受到一定的理性控制，把人们的物欲导向精神的追求与创造。新安御医的医德医风，体现了"赞天地之化育"的伟大胸怀和待患若亲的仁爱精神。

新安御医信奉儒学，习医

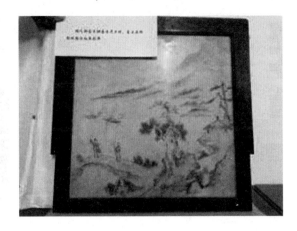

行事"一以儒理为权衡"。不仅以儒家伦理道德为规范，而且将儒理融入医理，援儒入医，以儒解医。其医学思想产生的大文化背景是新安程朱理学。新安御医文化的形成原因主要有三点：一是重人才；二是重教育；三是重经济。也有学者把它归纳为程朱理学、徽商经济、民俗民风。其形成因素是多方面的，有政治的因素，有文化的因素，有经济的因素，也有地理的因素。而古徽州儒家精神文化的影响是文化要素中最有活力的部分，是人类创造活动的动力。精神文化的核心是价值观念，包含哲学和其他具体科学、宗教、艺术等。价值观念是一个社会的成员评价行为和选择目标的标准。它决定人们赞赏什么，追求什么，选择什么样的生活目标和生活方式。它存在于人们的内心，并通过态度和行为表现出来。同时价值观念还体现在人类创造的一切物质产品和非物质产品之中。有学者将徽州精神文化的本质特征归结为保守僵化与开放创新并存、艺术与环境结合、吸收外地文化和向外扩张徽州文化并举、刚勇好强与文质彬彬兼备四大特性，将其总结为丰富性、辉煌性、独特性、典型性、全国性五大特点。新安御医文化充分体现了儒学、儒教的精神。其重要思想就是"不为良相，则为良医"以及"为人子者，不可不知医"之理性追求。

我国明代著名医学家孙一奎（1522—1619），字文垣，号东宿，别号生生子，休宁县海阳人氏，生活于明朝嘉靖、万历（1522—1619）年间。孙氏早年遵父嘱与堂兄一同经商，后有意弃贾而事医术，师从汪机（明嘉靖年间四大名医之一）的门人黟县的黄古潭专研医学。为寻师访方，孙氏不辞辛苦，远历湘、赣、江、浙等地，遍访名师，广询博采，凡闻所长，均往请益，不问寒冬酷暑，三十年如一日博学勤访，故而学验俱丰，治病能决生死，名噪当时。孙氏受到《难经》有关论述以及《易经》哲学思想的影响，认识到"五行异质，四时异气，皆不能外乎阴阳，阴阳异位，动静异时，皆不能离乎太极。人在大气中，亦万物中一物尔，故亦具此太极之理也"。孙氏认为："易医同源"，且十分赞同孙思邈"不知易者不足以言太医"之说。他倡导用《易经》太极理论

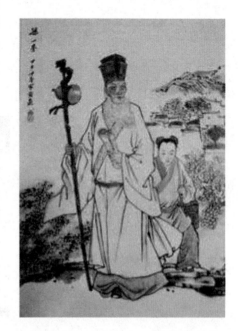

解释"命门"，强调人体"理气合一"，注重人与天地之生生不息。从"命门动气"和"三焦相火"两个方面做了突出的中医理论贡献。著有《赤水玄珠》《孙文垣医案》《痘疹心印》等重要医著，并于1583年在日本刊行，于朝鲜正祖年（1790）康命吉摘录编入其《济众新编》，对日本、朝鲜医学产生了很大的影响。

孙一奎学术思想的重点，在于阐论命门、三焦，其间颇有独到建树，具有较高的临床价值。尤为"命门"说，孙氏受到《难经》有关论述以及《易经》哲学思想的影响，认识到"五行异质，四时异气，皆不能外乎阴阳，阴阳异位，动静异时，皆不能离乎太极。人在大气中，亦万物中一物尔，故亦具此太极之理也"。在此基础上，孙一奎论述了肾与命门的关系问题，其以为人身的"太极"是两肾间的命门原气，即动气。原气为太极之体，动气为太极之用，两肾是产生原气的根本，认为人之所以生存，乃"赖此动气为生生不息之根，有是动则生，无是动则呼吸绝而物化矣"。命门乃两肾间动气，人之生命所司，为精神之所舍，原气之所系。由此可见，孙一奎所论述的命门乃两肾中间之动气，非水非火，乃造化之枢纽，阴阳之根蒂，先天之太极，而非右肾为命门，命门属相火之说。

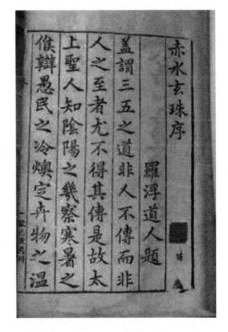

孙一奎治病，"首重明证"，他认为"凡证不拘大小轻重，俱有寒、热、虚、实、表、里、气、血八个字，且病变多有始同而终异的情况，故而治法不可执一而无权变"。孙氏十分重视三焦元气的保护和治疗，既反对滥用寒凉，又指出过用辛热、疏导及渗利之剂的危害，强调纯阴苦寒之剂不但可致脾胃虚弱，而且还损耗元气。其治疗气虚中满，主张温补下元，而治肾虚气不归元，却又反对"滞于温补之说"，可见孙氏"首重明证"不拘一法。读其医案，可见一斑。

新安御医是典型的儒医，他们或先儒后医，医而好儒，或儒而兼医，亦儒亦医。受儒家文化的影响，大都具有较高的职业道德修养。他们不仅注重精湛的医疗技术，而且形成高尚的医德医风，主要表现为：宅心仁慈，待患若亲，纯朴诚信，谦恭明理，乐善好施，恒德忘利。新安御医，都在研习儒学中精研易理，以太极阴阳之说，察人身之寒热虚实，究元阳温补之法，形成了在中国医学史上富有地域特色的新安医学"温补培元"派，极大地丰富了祖国医学的宝库。

4.新安御医攻于临证，勤于笔耕

新安御医勤于笔耕，著书立说，为我们留下了大量的医学著作。20世纪80年代，上海中医药大学赵英魁、何传毅教授在《中医杂志》第10期发发表了《中国医学全书学习札记》文章，首次提出了中国古代"十大医学全书"之概念。"十大医学全书"中出自新安医家之手的就有明代徐春甫的《古今医统大全》、清代吴谦的《医宗金鉴》和程文囿的《医述》三部，其中《古今医统大全》《医宗金鉴》两部就是新安御医所著。明·嘉靖三十五年（1556），徐春甫经过长期的精勤不倦，上下研索，广征博采，究其精义，上采自轩岐《灵素》，下及汉、唐、宋、元、明的二百余家医籍文献近400部，著辑成《古今医统大全》100卷。《古今医统大全》全书列叙历代名医、内经、脉候、运气、经穴、针灸、外科、妇科、胎产、养生、房事、优生、痘疹、方剂、本草、炮制、伤寒、正骨、五官、杂病等共165门，内容极其丰厚，即引古代圣贤之说，又有本人理论之阐

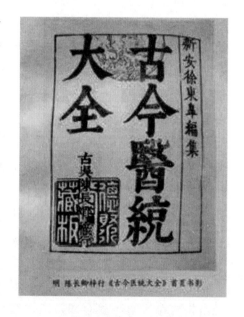

明 陈长卿梓行《古今医统大全》首页书影

发，是一部卷帙浩繁的大型综合性医学全书，为我国以孙思邈《备急千金要方》等现今存世的古代"十大医学全书"之一。于明·嘉靖三十六年（1557）古吴陈长卿刊行，明·隆庆四年（1570）太师朱成国重刊，后东传日本，于日本明历三年（1657）翻刻刊行，影响深远。至今中医学术界仍评价其："以高妙的手法，处理了纷杂凌乱的大量医药知识，资料丰富，选辑精当，条分缕析，系统完整，已具有现代形式之医学全书特点，参考价值颇高"，为"融古通今博大精深的皇皇巨著"，对临床应用和理论研究有着很高的参考价值。

歙县籍明代御医陆彦功遵明代医家黄仲理《伤寒类证》之门类，将金代医学名家成无己所著的《伤寒明理论》之条文，书于各类之首，对各家研究《伤

寒论》多有发挥者，录于各条旧注之下，广附众说，以补阙疑。陆彦功还采集了宋代医学家朱肱的《南阳活人书》二十卷以及宋代太平惠民合剂局编写的《太平惠民和剂局方》、新安医家陈良辅的《胎产药方》、元代著名儿科医家曾世荣的《小儿伤寒药方》，以及金元四大家之一的李东垣《此事难知》中二百二十一方，先父遗稿中缺疑之处，附会众说，一一加以补遗，于明·弘治十二年（1499），编写了《伤寒类证便览》十一卷（又名《伤寒便览》）。《伤寒类证便览》还布运气、诸图于前，以便学者因门寻证，因注绎理，因法治病，因方制药，故名之曰"伤寒类证便览"。陆彦功同邑唐高仁在《伤寒类证便览》一书序中言："同邑陆氏世以医鸣，至彦功甫益工所业，诸科杂证罔不究心。至伤寒，闯仲景之室而尽其奥。人之有疾而造焉者，络绎不绝，其门如市。"医技确已达到较高水平，且其以治病救人为务，抱定新安儒医崇尚儒家道德理念之追求，坚持"医以活人为心"为信念，而从不趁人之危以贪图之利，致使其医名益噪，传遍京城。《伤寒类证便览》由其子陆厚载，甥张政鸿、吴以顺等人协助校对，三易其稿，方始付梓刊行于世。此书今存有明·弘治年间刻本（四川图书馆藏书）、抄本（上海中医药大学图书馆藏书）。

吴谦主编的《医宗金鉴》全书包括医学各科共十五种，九十卷。书的内容丰富完备，叙述系统而扼要，议论精确而明了。有叙说、有图谱、有验方、有议论，便于学者记诵，力求学以致用，为内、外、妇、儿、眼、伤、针灸各科之完备的巨著，集我国古今医籍文献之大成。其中《订正伤寒论注》十七卷和《订正金匮要略注》八卷为吴谦亲自编注。吴谦在深入研究张仲景的《伤寒论》和《金匮要略》基础上，参阅了乾隆以前上自三皇以至当朝的二十余位著名医家的论述和心法要诀，自为删定，修正错误，详审注释，从而以歌诀的体裁概括各种疾病诸证的辨证论治理论与方法，阐发了原文的深

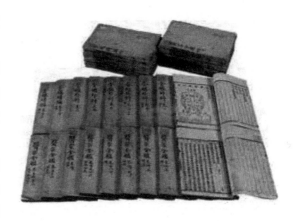

奥之秘，不仅切于实际，而且又易学易用。吴谦认为旧本《金匮》词精义奥，又"遂多伪错"，不易理解，旧注虽多，但"随文附会，难以凭信"，所以他博采元代医家赵以德（字良仁）所衍义的《金匮玉函经》、清代医家徐彬（字忠可、浙江嘉兴人）的《金匮要略论注》等众家医说之精粹，相互参合印证，

同时结合自己的临床经验进行重订、注释，并将各家注说分列于自己的注释之后，便于启迪后学，不为俗说所误。吴谦勘误补删，辨审精核。如《金匮要略》原文中"凡错简遗误，文义不属，应改、补、删、移者"，皆详审精辨，一一予以订正。吴谦不仅对《金匮》中二十八条疑难条文一一进行辨析，而且对方详证略，或证详方略之原文进行深入的探讨，以方测证，以证测方，对证候有相似之处的病证，进行比较鉴别，发挥经旨，说理透彻。

吴谦是研究《伤寒》《金匮》最深刻的一人，订正《伤寒》《金匮》水平较高，能精确地析以己意，使后学读《伤寒》《金匮》时能慎思明辨，扫除障碍。故清代著名医家徐大椿（字灵胎、江苏吴江人）评价《医宗金鉴》"此书条理清楚，议论平和，熟读是书，足以名世"。被视为《四库全书总目》续编的《郑堂读书记》赞誉《医宗金鉴》"酌古以准今，芟繁而摘要，古今医学之书，此其集大成矣。"《医宗金鉴》于1742年一经刊行，深受当代与后世中医界的重视，给予此书很高的赞誉。清廷也曾将此书作为太医院的必修教材。1935年，曹炳章先生将此书编入《中国医学大成》，1956年以来，人民卫生出版社、上海科技出版社相继再版刊行。福建中医药大学教授、当代中医学家、中医医史学家、教育家、国家级中医药专家，全国首批继承老中医药专家学术经验指导俞慎初在《中国医学简史》中赞扬《医宗金鉴》为："一部很好的入门书，200多年来一直沿用，至今还是医者必备的重要参考文献。"

历史上关于御医的称谓有很多，各个朝代录用御医的方法及职责也不尽相同，但大体上就是专门事是为皇帝及皇室和宫廷人员、公卿大臣们防、治疾病，保寿延年的宫廷医师。大凡宫廷御医一般要通过太医院（署）的教育培养，或通过全国层层严格的考试选拔录取，但新安地域历史上名医众多，太医院御医也不乏其人，除了通过国家统一的应试录选，还有经宦官推荐，或揭示皇榜的布衣郎中，确有真才实学，治愈了皇帝、皇母、皇太子、皇贵妃以及国相大臣及夫人等的重症，而被皇帝亲授为太医的也并不鲜见。但无论是通过考试录取的新安儒医，还是揭示皇榜的布衣郎中，由于均擅于治病，攻于临证，且医而好学，勤于笔耕，故都留下了许多的传世之作。如明代祁门历溪的王琠，因皇子病剧，诸医不效，中宦荐王治之立愈，被皇帝授予直圣济殿御医而名扬至今460多年。

王琠，字邦贡，号意庵，别号小药山人，生于明·弘治丁巳年（1497），新安祁门历溪人。王琠原乃新安当地单方草药郎中，在邑中悬壶，因其聪颖好学，笃志方书，常奔走于皖南徽州、池州和江西景德镇等地，凡所遇怪症奇疾，每有独道。明代祁门人徐春甫在编著的《古今医统大全》中称王琠：

"笃志学古,肆力诗文,究《素问》诸子之书,得医之奥,治疗辄有神效,有济甚多"。

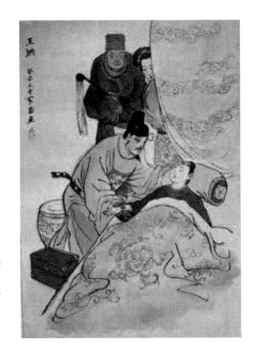

明·嘉靖十一年(1532)前后,王琠离开祁门去北京行医,由于王氏医不泥古,医技卓著,很快便名播京城。嘉靖二十九年(1550)四月,皇子患病,腿痛而瘸并日见加剧。太医院的御医们诊治无效,个个束手无策,惶惶不可终日。值此皇宫上下焦急之时,宦官中有人向嘉靖皇帝禀报京城街巷所闻,举荐王琠治之。时年53岁的王琠正是医术中天之时,其奉诏入宫,面对皇子病症,悉心切脉,辨证施治,精心遣方,可谓药到病除,几天后皇子便安然无恙,康复痊愈了。王琠如此医术神奥,博得嘉靖帝大悦,于嘉靖二十九年(1550)四月十六亲自书写诏书,授王琠为直圣济殿吏目,并曰:国家简置医,属而又慎,择其尤者,以日值禁近,调护朕躬,厥任至重,非谨敏详恪之士,朕敢以轻授哉?尔太医院吏目王琠,夙究儒书,爰精仁术,

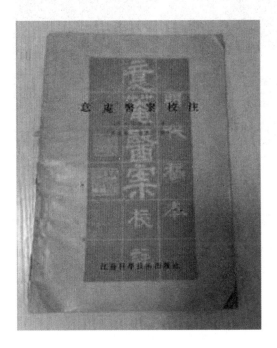

比膺遴选,供事内庭,志励清修,功多利济,最书来上,朕甚保嘉。兹特进尔阶登士郎,赐次敕命。尔尚益恒乃心,慎乃业,以广朕保和惠育之仁,腾嗣有显,擢岂尔咨(《历溪琅琊王氏宗谱·明太医院御医直圣济殿事王琠加授登士郎制》载)。

王琠还遗有其所治内、外、妇、儿各科病症医案87例,颇为珍贵,后被整理成《意庵医案》,为明代善本医书。原著为明·万历三十六年(1668)的棉纸手抄本,其中部分医案被收录于明·江瓘的《名医

类案》和清·魏之琇《续名医类案》。江苏科技出版社曾于1976年出版发行。王琠还著有《医学碎金》一书（王乐匋《新安医籍考》载），但未见刊本。其还常与祁门名医李楼相互论医，并于嘉靖二十二年（1543）校正李楼所著的《怪症奇方》，且为该书添加附录。王琠的医案论断分明，方药精练，理法方药切中辨证论治要点，且叙事生动，文笔流畅。体现了王琠善用仲景等前人治法之经验老到之处，且自成一体，别具一格。如其拟桃仁承气汤化裁治喷血"一服即止"；十枣汤抢救痰厥；猪胞硝汤治愈高年便秘，此乃也是新安医家中最早使用中药灌肠的记载。王氏还用精神疗法"一言散"治愈气厥；用麦门冬甘草膏治愈肾虚无子等单方验方。在京城期间王琠为皇帝、内宫嫔妃和宰相、参议、尚书太史、大理寺、通政司、户部、锦衣卫等文武大臣及外国酋长提供医疗保健服务，并抢救治愈了大量危急疑难病症，辄因其"之见如神，之胆如斗"而名誉京都。

嘉靖四十四年（1567）前后，近70岁的王琠由京城告老还乡，受旨在牯牛降山脚下的故里祁门历溪建造了"五凤楼"（又名合一堂）王氏宗祠祠堂。祠堂结构奇特，分上层、左上层、右上层3部分，由120根方柱支撑。正厅横梁雕饰龙凤呈祥、五兽车马等图案，楼顶四角上翘呈鱼尾状，宛若老凤偕四只雏凤鸣翔九天，正门两侧立空心雕凿的汉白玉石鼓一对，精雕细琢的吉祥物有"龙狮戏球""麒麟

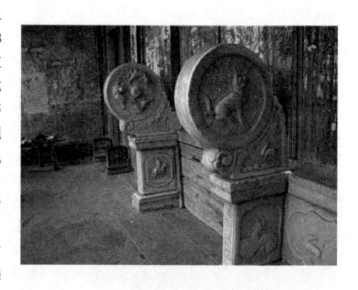

送子""独角龙兽""紫鹿银羚"等。460多年过去了，此搂如今雄风犹存，昭示着新安御医历史的功绩。

清朝乾隆、道光年间歙县城中人汪必昌，字燕亭，号聊复，生于1764年，卒年不详。汪必昌在嘉庆六年间被选召入太医院，任职御医九年，并曾在嘉庆皇帝五十寿辰时受到封赏，其父也获赠官职。汪必昌是一位儒医，他研究中医往往是从哲学的高度，运用《周易》的相关知识对《黄帝内经》《伤寒论》等经典著作进行深入的剖析。在中国收藏家协会书报刊收藏委员会中国

古籍研究中心顾问樊正伦看来，汪必昌秉持读书人"读万卷书，行万里路"的信念，游历了吴越，经过齐鲁到燕赵，最后到北京。嘉庆十五年（1810），汪必昌离开太医院返回家乡，在临行前根据其所学写出《聊复集》一书，同年由京都琉璃厂韫宝斋刊刻而广为流传。汪必昌丰富的阅历、广博的学识和在实践中积累的临证经验，都在他的著作中得以展现。"该稿本不仅具有学术价值和实用价值，也是御医文化的载体，体现了近代医家的思维方式，闪耀着中国传统文化的智慧。"

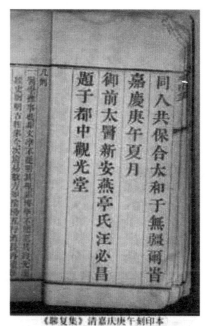

《聊复集》清嘉庆庚午刻印本
作者《自序》落款："御前太医
新安燕亭氏汪必昌题于都中观光堂。"

汪必昌于清嘉庆年间为御前太医，对历代名医诸书能认真攻读，并深深赞叹古代名医：立言广，发前贤之未备，足开后人之学术，各逞家技，不一而足，分门别类，寒热消补，而治之不为不详矣。赞叹之余，汪氏认为各书犹未尽善，遂萌发纂辑医书之念。汪氏著述简而明，浅而易，使学者察而精之，则临疑似之证，即有下手处，一定不可移。他以此为平生最大之乐趣，主要著作有《伤寒三说辨》，刊于嘉庆二十一年（1816）。另有《医阶辨证》一卷，《医阶诊脉》一卷，《医阶辨药》一卷，《眼科心法》一卷，《咽喉口齿玉钥》一卷，此书抄本又名《喉齿科玉钥全函》，以上五篇著作于嘉庆十五年（1810）以《聊复集》五卷刊刻问世。汪必昌还将《伤寒杂病论》中有关妇科的内容汇辑成《伤寒妇科》，既有益于伤寒研究者，也利于从事妇科临床医家参考，此在新安医家中如此专题研究《伤寒论》尚属少见。

汪必昌为御前太医，临证经验丰富，理论造诣较深，所著之书对人启发良多，其重视分门别类，以利医家择选习读。从《聊复集》五书书名可知，各书内容互不间杂，又浑然一体，辨证、辨药、诊脉等各有范围，眼科、妇科、口齿咽喉等分科叙述，其间又互相联系，所辑诸书还重视疑似证的分析比较。如在《医阶辨证》中，对阴分潮热三证的区分，汪氏分辨为：阴虚潮热，午后潮热，夜半止，其热下体甚；血虚潮热，遇夜身微热，早起如常，其热胸胁甚；大肠有宿食潮热，入暮作，平旦止，其热大腹甚。汪氏从潮热的发作与歇止时间，热的程度及热甚的部位将三种不同原因所致潮热的临床特点，简明扼要地点出，此对临床辨析不同原因的潮热是有助益的，可指导正确用方选药。又如关于心烦一证有内因火动、外邪内入二因所致，何以分辨？汪氏认为外邪内入者，心烦不得眠，或呕，或渴，或下利；内因所致者，心烦卧不安，或头痛气短，或心怔口燥。再如喘与上气二证的分辨，他说：喘之状，促促气急，喝喝痰声，甚者张口抬肩，摇身撷肚而不能自己是也。气上冲之状，咽不得息，喘息有声，不得卧者是也。其病机乃为喘由肺气上壅，气上冲由冲脉厥逆所致。

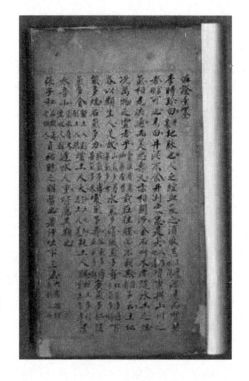

不久前，汪必昌所著《怪症汇纂》手稿又在北京被发现，这是继汪氏《聊复集》五卷之后，首次发现的被尘封了200多年汪必昌的未刊手稿，可谓新安医籍中之上品，"从其纸张、文字避讳与内文修改增补状况，以及初步文内两次出现'汪燕亭'之名等多方面因素综合分析判断，这是清代嘉庆年间御医汪必昌的手稿真迹无疑。"《怪症汇纂》记载了540种（约650个）偏方秘方，仅其文物价值经北京专家预估就为两个亿，令人大开眼界。而此次发现的未刊稿本的四个部分，皆不见于已刊本《聊复集》之中。这四部分是《怪证汇纂》七叶、批注《陶氏杀车三十七槌法》《针灸论》与《怪证方法》。其中《怪症方法》篇幅最大，占整个稿本的四分之三有余，收录御医整理的秘方偏方涉及各类疑难杂症，其中不乏"癌症""肿瘤""尿血吐血"等。中国中医科学院医史文献研究所研究员郑金生审阅后说："此稿本属于孤本，文献价值极高，从版本学上来说，珍贵得不得了。"国家文物鉴定委员会委员、全国古籍保护专家委员会委员陈先行对此稿本进行了细致的鉴定分析后介绍，该稿本所用红格稿纸明显是清代旧纸，此册稿本比较接近写样待刻稿，内文涂改的文字，明显不是抄错，而是作者的修改。中国中医科学院余瀛鳌教授表示，我们现在应该继承弘扬汪必昌的学术经验，尽力搜集他的遗著，把当前已经找到的遗著下功夫进行收取，把汪必昌的学术经验系统地整理出来，"他（汪必昌）在中医领域是个不该被遗忘的人"。

凡此举例，均可证新安御医攻于临证，勤于笔耕，临证每有独见，治之立愈而妙手回春。著述绝少空乏浮辞，著书意在为业医者铺一阶梯，以登济世救人之堂奥。诚如汪必昌在《医阶辨证》自序中言，对疑似之证辨认后，"再用前贤诸方，虚则补之，实者泻之，寒者温之，热者清之，不致疑误，而病者不致含冤于地下。"

宋明时期中国学术重心南移，以苏、杭、徽三州为学术中心的苏中、浙中、新安三大优势地域鼎足而立，分处于钱江水系的上、中、下游处。以新安地域新安医学为例，弹丸之地的徽州孕育出具有浓厚地域色彩的著名医学"伤寒派""温病派""温补派""经典校诂派"等学术与流派。而新安地域医学以汪机等为代表的"温补培元说"和同样以汪机为肇始的"温病学说"并存，在寒温之争这场较量中，新安的一些伤寒大家几乎保持了一个共识，即温病属于伤寒体系，主张寒温统一、辨证论治的观点。休宁大御医孙一奎又创"命门动气"之说，将汪机的培元固本思想，从培固脾胃元气发展到注重命门元气，使培元固本的理论更趋全面和成熟。

新安历来儒医相通，新安医家群体的特点就是医而好儒、通儒的高文化素质的医家群体基础上形成了高密度、高水平的御医现象。而各派或学说的发端者及核心代表人物又多有御医的功绩与身影，这些流派的传承发展又是以京城为中心，波及新安及整个江南地区大舞台，进而影响着整个明清时期中医学术界的发展走向。从医学角度上说，御医在新安医学历史上做出过不可磨灭的贡献，发挥过积极的作用，很多还是当时最负盛名的医家，他们医术精湛，甚至达到了出神入化的地步。他们在治病救人的同时，还著书立说，传播医学。而御医们留下的大量医著、医案、医方，都是古人医药智慧的结晶，其"固本培元"学术思想对于当今社会增强人民体质，提高免疫力，防疫疾病的养生观念与保健意识，推动中国传统养生思想的发展，仍具有很好的参考和利用价值。所以说深厚的文化底蕴是新安医学形成的基础，程朱理学的忠孝礼仪、义利观等儒家思想，以及朱子的"存天理"等观念是新安医家著书立论的基础及从事医业的行为准则规范。新安御医代表了明清时期新安医学的最高水平，为新安医学不可或缺的重要组成部分，是中医药"宝库中的宝库"，是明清时期中医药人才的"硅谷"。

（张贵才）

附:

新安历代在太医院供职的御医简表

据文献资料不完全统计,新安名医在京都太医院任御医或为医官的共有七十四人,本处仅择其要而录之:

宋:歙县　曹　沔　开宝至景祐间召入太医院,赐平和郎

　　　　　黄孝通　宋孝宗时太医院医学博士

　　　　　陆安国　太医院翰林医官

　　　　　朱翼中　太医院医学博士

　　休宁　吴　源　绍兴年间太医院翰林医官

　　婺源　周信甫　元丰年间太医院医官

　　　　　余　赞　宋宁宗时太医院世袭太医局丞

　　　　　余　叟　太医院世袭太医局丞

　　　　　余　衡　太医院世袭太医局丞

明:歙县　陆彦功　成化中召任太医院

　　　　　方　达　嘉靖时任太医

　　　　　许尚志　正德年间太医院医官

　　　　　方子良　太医院冠带医官

　　　　　程　格　嘉靖时太医院官

　　　　　胡　滋　嘉靖时太医院官

　　　　　方　佶　嘉靖时太医院授登仕郎

　　　　　江　诰　太医院太医

　　　　　吴希尹　太医院佐

　　　　　江天耀　太医院吏目

　　　　　项有诚　太医院吏目

　　　　　江子振　万历年间任太医

　　　　　曹　昌　太医院冠带医官

　　　　　方　锡　太医院吏目

　　　　　吴　泰　明天启崇祯年间太医院御医

　　休宁　孙一奎　万历年间任太医

　　　　　黄　镛　景泰天顺间太医院判

　　　　　吴邦佐　正统景泰间太医院判

　　　　　余　福　成化间太医院冠带医士

陈　科　太医院吏目

余吾时　太医院吏目

余仲红　嘉靖间太医院冠带医士

叶　时　太医院吏目

吴世全　太医院吏目

金有奇　太医院吏目

徐宗彝　由国学授太医院吏目

祁门　康　城　明景泰、正德年间太医院御医

王　琪　嘉靖时游京，治愈皇子病，授太医院医官

周仕元　嘉靖、万历年间太医院院判

周　滋　万历年间太医院吏目

周班德　万历年间太医院吏目

程宗尹　明嘉靖、万历年间太医院吏目

汪　宦　明嘉靖、隆庆间太医院吏目

徐春甫　明万历、隆庆年间任太医院吏目

黄万户　明万历间授太医院吏目

胡　铁　明万历、隆庆年间任太医院吏目

胡文昭　明嘉靖、万历间太医院吏目

胡文信　明嘉靖、万历间太医院吏目，文昭之弟

胡道立　明嘉靖、万历间太医院吏目，文昭之子

吴俊德　明万历年间任太医院吏目

谢　曜　明万历年间任太医院吏目

谢复礼　明万历年间任太医院吏目

谢　津　洪武年间授"王府良医"（准御医）

汪　棠　明嘉靖、万历间太医院御医

胡　田　善针灸，弘治十八年入京，太医奏举，补御医

李宗潮　明万历年间太医院医官

叶道瑞　明嘉靖年间太医院吏目

绩溪　汪一蛟　万历三十年治愈太后病，恩赐太医院医官

婺源　程思敬　正统间太医院医士

方仕恭　永乐间太医院医士

江一道　太医院吏目

清：歙县　曹伦洲　光绪间太医院太医

	吴　谦	乾隆时任太医院判
	汪燕亭	嘉庆间任御前太医九年
	吴志中	太医院吏目
	洪　蕙	四川顺庆知府、太医院属官
休宁	程　绣	太医院吏目
	王一凤	善眼科，太医院吏目
	李德卿	太医院御医
	江国龙	擅内科，授御医
祁门	江之迈	康熙五年任太医
绩溪	程少轩	康熙间授太医院吏目
黟县	程国瑞	康熙五十五年入太医院，授御医首领
婺源	张明征	太医院官
徽州	叶正芳	居江苏山阴，奏为太医院使

明清时期站在中医学前沿的新安医学

　　具有近千年悠久历史及显著地域优势的传统医学流派——新安医学根植于博大精深的徽州文化之中。自宋元到清末，新安一带出现了1200余位医家，其中在医学史上有影响的医学名家600余人，医学论著800余种（部），其医家之众，医著之丰，影响之大，实为世所罕见。

　　宋明时期中国学术重心南移，以苏、杭、徽三州为学术中心的苏中、浙中、新安三大优势地域鼎足而立，分处于钱江水系的上、中、下游处。以新安地域的新安医学为例，弹丸之地的徽州孕育出了具有浓厚地域色彩的著名医学"固本培元派""伤寒派""温病派""经典校诂派""医学启蒙派""时方轻灵派""养阴清润派"等学术流派。而新安地域医学以汪机为代表的"固本培元说"和同样以汪机为肇始的"温病学说"并存，以及在寒温之争这场较量中，新安的一些伤寒大家几乎保持了一个共识，即温病属于伤寒体系，主张寒温统一、辨证论治的观点。休宁大御医孙一奎又创"命门动气"之说，将汪机的培元固本思想，从培固脾胃元气发展到注重命门元气，使培元固本的理论更趋全面和成熟。众多新安医家在中医学领域的前沿，守正创新，引领了明清时期中医学的发展走向。

一、争奇斗艳，医家众多

　　明朝中期，是新安医学蓬勃发展的时期，新安地域诞生了不少在中国医学史上具有十分重要影响的著名医家。明代有"固本培元"派的代表人物汪机、编撰百卷《古今医统大全》的御医徐春甫、皇宫救太子的王琠、本草大家陈嘉谟以及陈桷、黄古潭、孙一奎、程玠、陆彦功、黄宰、江瓘、吴正伦、余傅山、余午亭、方有执、方广、吴勉学、吴文献、程大中、孙文胤、罗慕庵、程公礼、黄鼎铉、程芝田、叶紫帆……
清代有：程敬通、程邦贤、叶天士、程文囿、郑重光、程应旄、汪昂、李文来、罗美、程国彭、汪喆、吴谦、吴澄、汪绂、郑梅涧……

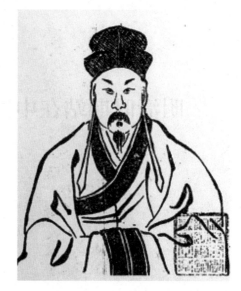

从备受清朝康熙、雍正、乾隆三朝皇帝倚重的保和殿大学士、吏部尚书、军机大臣、太保张廷玉监修主编的《明史》中的记载，"吴县张颐、祁门汪机、杞县李大可、常熟缪希雍皆精通医术，治病多奇中"（《明史·方技·李时珍传》），汪机是被载入史册的明朝中期名冠全国的四大名医之一，可谓新安医学最典型的杰出代表。

汪机，字省之，明·英宗天顺至世宗嘉靖年间（1463—1540）。新安祁门人氏，因世居祁门邑城内之石山坞（又称南山朴墅），承家之医业，而号"石山居士"。据《祁门县志》记载：汪机"殊证奇疾，发无不中……行医数十年，活人数万计"。其自幼研读诗文，为县邑之秀才，与诸多新安名医经历相似，汪机早期也是怀揣学而优则仕之理想，发奋攻读儒书春秋经。而其父亲汪渭则期望他承其医业成为一位名医，以解除更多病人的痛苦。汪渭曾告诫其说："过去范仲淹立志，不为良相，即为良医"，汪机颇受启发，又因母患病呕血症久治不愈，为治母病，汪机放弃科举浮文，从此致力于攻读医学诸书。其不拘泥于一格，精研历代名家学验，借力儒学功底，复参以哲理，潜心研究，凡岐黄仓扁诸书，靡不探讨，融各家之学说于一体，灵活应用，辩证遣方，随症施治，立论持平，很快医术得以大进，每每验之临床，均收到了良好的疗效，就连自己母亲所患十余年的头痛呕吐毛病经其诊治也逐渐痊愈。汪机备受鼓舞，于是更加殚思竭虑研究医学。在当时，江南风靡于《太平惠民和剂局方》（《局方》系由国家审定，朝廷提倡，故影响很大），而北方则盛行刘完素（寒凉学派创始人）的《宣明论方》，形成了"南局北宣"两大不同风格的流派临证遣方的局面。但由于南北气候地理环境等差异，"南局"多温燥，而"北宣"尚寒凉，使用不当均各有偏弊。汪机私淑丹溪（养阴学派的代表人物）之学，既矫《局方》之偏，又通刘完素之变，持论辄主养阴，且又与一味推崇株守丹溪门庭者迥别。其旁参东垣（补土学派代表）学说，重视培护脾胃元气，慎用苦寒之味，主张通过阳生阴长来达到补阴的目的。临证中，汪机以擅用人参、黄芪而著称，是因其经大量临床体会到参芪味甘能生血，气温可补阳，而且是补脾胃的圣药。脾胃无伤，营卫便有所资，元气便有所助，邪可不治自除。汪机把东垣与丹溪学说融合于一体，又对丹溪学说进一步做了阐发，改变了过去丹溪养阴泻火的成规，形成了自己独特的学术思想和临证特色，而成为我国明代著名的医学家、新安"固本培元"学术思想的创始人。故"遐迩以疾来请者无虚日"，以致"求者甚众，所应益博，活人至数万"。

汪机重视脾胃，但其又不采用东垣升阳辛散的治法，他在"营卫论"中指出，人体有卫气和营气，卫气为阳，营气为阴，营卫皆一气所化。其用朱丹溪的"阳常有余"作卫气而言，将"阴常不足"作营气立论，亦举日、月为例，说明日明于月的自然现象，从而引申到人身即为"气常有余，血常不足"。"营卫论"集中地反映了汪机的主要学术思想，他强调推崇丹溪的重视护养阴气，但临证又并非专主阴虚论治。"阳常有余"乃指卫气言，而营气则易亏损，阴阳互根，形气相依，营气兼禀阴阳之性，故补阳者，补营之阳，补阴者，补营之阴，认为营卫之气皆借脾胃水谷而生，脾胃喜温而恶寒，脾胃有伤，非借甘温之气不能补。丹溪补阴，东垣补气，俱属补营，人参、黄芪补气生阴，为补营之味。汪机称：人参、黄芪补气，亦补营之气，补营之气，即补营也，补营即补阴也……《内经》有曰：阴不足者，补之以味。参、芪味甘，甘能生血，非补阴而何？又曰：阳不足者，温之以气，而参、芪气温又能补阳，故仲景曰气虚血弱以人参补之。可见，人参、黄芪不仅补阳，也可补阴，这一思想反映在汪机治疗内伤杂病上，擅用参、芪而颇具特色的灵活运用，其融会贯通，辨证遣方，积有丰富的临床经验。

综观汪机学说思想，其不仅吸收了东垣的学术精华，而且发展了朱丹溪的"阴不足"理论，创立"营卫论"之学说。其强调重视培护元气，擅用甘温之味扶养脾胃而祛除病邪，最先提出了"新感温病"理论，成为我国明代医界著名的"医之王道者"，乃为一代宗师。

汪机的再传弟子孙一奎是我国明代著名医学家，因善用参芪，历代以来多以"温补派"而备受推崇。其主张保护命门阳气，力纠寒凉时弊并炮制温补下元的"壮元汤"等用于临床，在温补理论方面也多有建树。但是，综观孙一奎学术思想和丰富的临床经验及治法，以药探病之虚实，观病情之变化，融会贯通各家之说，尤重强调辨证论治，补中兼涩，则不是仅以"温补"二字而能概之的。

孙一奎，字文垣，号东宿，别号生生子。新安休宁县海阳人氏，生活于明嘉靖、万历（1522—1619）年间。早年一奎按照父亲愿望，与堂兄一同外出经商，因授人以医术与秘方，用之多验，便产生了弃贾而事医术的想法。明嘉靖年间，新安之地医学已有相当的发展，名医辈出。汪机的弟子黟县人黄古潭医术高超，且精通《易经》，以易通医，切脉如神，遣方如妙笔生花。于是，孙一奎前往道教圣地齐云山，拜当时在山上修道的黄古潭为师，并以其悟性及"舍身天下苍生"之志气博得黄古潭先生的喜爱，成了汪机的再传弟子。

孙氏求学态度十分地严谨，择善而从，学无常师。为了寻师访方，一奎不辞辛苦，后又远历湖南、江西、江苏、浙江等地，遍访名师，广询博采，凡闻所长，均往请益，不问寒冬酷暑，三十年如一日博学勤访，故而学验俱丰，治病能决生死，名噪当时。

孙氏反对徒以方书为捷径，而强调重视基础理论的研究。其以为未有不读书而能为医者，"医以通变称良，而执方则泥"，并概述自己的治学情况说："余屈首受医，日惟有事于《素问》《难经》《病源》《病机》《甲乙经》等书，俯而诵，仰而思，希心融贯前哲秘旨而未逮也。若彼《局方》《袖珍》《惠济》等集，间用之参考，而不敢执泥。而至临证，务虚心察受病之因，始敢投剂，亦未尝执方以合病。"对于历代医家学说，孙氏均潜心研究，务求融会贯通。他读各家之书，深解古人治病之法，细研用药之时，揣测立法之心。孙一奎学术思想的重点，在于阐论命门、三焦，其间颇有独到建树，具有较高的临床价值。尤为"命门"说，孙氏受到《难经》有关论述以及《易经》哲学思想的影响，认识到"五行异质，四时异气，皆不能外乎阴阳，阴阳异位，动静异时，皆不能离乎太极。人在大气中，亦万物中一物尔，故亦具此太极之理也"。在此基础上，孙一奎论述了肾与命门的关系问题，其以为人身的"太极"是两肾间的命门原气，即动气。原气为太极之体，动气为太极之用，两肾是产生原气的根本，认为人之所以生存，乃"赖此动气为生生不息之根，有是动则生，无是动则呼吸绝而物化矣"。命门乃两肾间动气，人之生命所司，为精神之所舍，原气之所系。由此可见，孙一奎所论述的命门乃两肾中间之动气，非水非火，乃造化之枢纽，阴阳之根蒂，先天之太极，而非右肾为命门，命门属相火之说。

孙一奎治病，"首重明证"，他认为"凡证不拘大小轻重，俱有寒、热、虚、实、表、里、气、血八个字，且病变多有始同而终异的情况，故而治法不可执一而无权变"。孙氏十分重视三焦元气的保护和治疗，既反对滥用寒凉，又指出过用辛热、疏导及渗利之剂的危害，强调纯阴苦寒之剂不但可致脾胃虚弱，而且还损耗元气。其治疗气虚中满，主张温补下元，而治肾虚气不归元，却又反对"滞于温补之说"，可见孙氏"首重明证"不拘一法。读其医案，可见一斑。

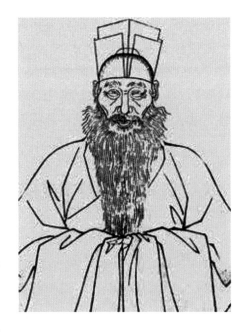

孙一奎医案记载：董宗伯公子龙山夫人，时年三十五岁，患便血病三年医治无效。日二三下，而腹不痛。后经人指点，请孙一奎诊之，孙察其左脉沉涩，右脉漏出关外，诊不应病，因血既久下，且用补中益气汤加阿胶、地榆、侧柏叶服八剂。服后连续半月血不再下，龙山夫人自喜病已痊愈。不然劳作过度，血又复下，夫人便向孙氏索前药续服。而孙一奎见曰：夫人之病必有瘀血积于经道，前因右脉漏关难凭，故以升提兼补兼涩，以探虚实，今天看来，吾可下药除其根也。于是用桃仁承气汤加丹参、五灵脂、荷叶蒂嘱其水煎睡前服之，药下时至五更下黑瘀血半桶，次日乃以理脾药调养。时隔五日复用下剂，又下黑瘀如前半数，再以补中益气汤、参苓白术散调理，很快痊愈。另治吴车驾涌澜公岳丈舜田臧公，年将六旬，为人多怒多欲，胸高否胀，饮食少。医以平胃散、枳术丸、香砂丸治之，不效，复又以槟榔、三棱、莪术之类药消之，服后大便溏泻，两足跟踝皆浮肿，渐渐波及两手背。医家认为其手足浮肿而以为是因食积，湿郁伤脾，脾气虚败成黄肿者，便以针砂丸与之，不想其肿益加，面色黄且黑。自二月医至八月半年有余，其身重不能动止。又有以水肿治者。于是车驾公要孙氏诊治，并善言因延误诊之，其脉沉而濡弱。孙氏诊后曰："此气虚中满症也，治当温补兼升提，庶清阳升则大便可实，浊阴降则胸膈自宽。以人参、白术各三钱，炮姜、陈皮各一钱，茯苓、黄芪各二钱，泽泻、升麻、肉桂、苍术、防风各七分，三十帖而安。"人们惊疑之余问孙曰：此症诸家非消导则淡渗，而先生以温补收功，腹中积而为满、为肿者从何道而去也？孙曰：胀满非肿满比也，故而治法不同，肿满由脾虚不能摄水，水渗皮肤，遍身光肿；今胀满者先因中虚，以致皮胀，外坚中空，腹皮胀紧象鼓，故俗名鼓胀。盖由气虚以成中满，若气不虚，何中满之有？

气虚为本，中满为标，所以要治先温补，使脾气健运，则清浊始分，清浊分而胀斯愈也。先医接连误治，显系审证不确，以虚当实所致。患者多怒则肝强，多欲则脾弱，以强木制弱土，又误在虚其脾胃，继之以消克攻伐之药，致脾阳大损，肿势递增，是为再误，遂至于足皆肿。中土之虚，犹不能察，终于健运失职，中阳颓败，升降失司，而成气虚中满之症。本案辨证的关键在于中满属虚抑或属实，孙氏以理中汤合补中益气汤复方加减，匝月而愈，治法完全符合《黄帝内经》"塞因塞用，通因通用，必伏其所主，而先其所因"之旨，即针对正气虚损所致闭塞不通病证应采用补益、固涩方药进行治疗的原则。

孙一奎著有《赤水玄珠》三十卷，《医旨绪余》二卷，《孙文垣医案》五卷（又名《生生子医案》）及《痘诊心印》二卷等。其中《赤水玄珠》成书于明·万历元年（1572），分七十六门，采撷历代文献二百七十三种，以辨证论治见长，对寒、热、虚、实、表、里、气、血以及各科病证、病因、证候、论治、处方等，皆逐条分析，辨证详细。日本明历三年（1657）由风月堂左卫门刊本在日本刊行。朝鲜正祖十四年（1790）《赤水玄珠》被

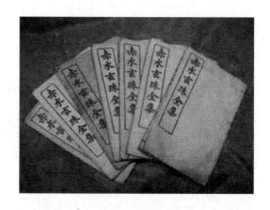

摘录编入朝鲜《济众新编》。孙一奎还曾任太医院御医，在公卿之间也是名声益著。明·神宗万历年间吏部侍郎（相当于现中央组织部副部长）徐显卿在孙一奎所著医学全书《赤水玄珠》序中称："余善病，所识天下医无虑数百，独海阳文恒孙君最名，余所识天下名医无虑数十，独孙君其古之名医欤！"足见时人对孙一奎的推崇。

历史上的新安地域，不但名医辈出，而且有很多的宫廷御医，仅祁门一县，明、清两朝就先后出现了22位御医（明21人、清1人），甚至于在明代祁门县的南乡贵溪，一个小小的村庄内竟然有胡氏一门三御医之奇事，既有兄弟御医，又有父子御医，且个个医名籍籍，建树良多。新安地域明、清时期在太医院的御医或为医官者就有74人之多。

大凡宫廷御医有通过太医（署）院教育培养的，有通过全国层层考试录取的，而明代祁门的王玳，则因皇子病剧，诸医不效，中宦荐王治之立愈，被皇帝授予直圣济殿御医而名扬至今。

王珹，字邦贡，号意庵，别号小药山人，生于明·弘治丁巳年（1497），新安祁门历溪人。王珹原为新安当地单方草药郎中，在邑中悬壶，因其聪颖好学，笃志方书，常奔走于皖南徽州、池州和江西景德镇等地，凡所遇怪症奇疾，每有独道。《古今医统大全》（明·祁门人徐春甫编著）记载，王珹："笃志学古，肆力诗文，究《素问》诸子之书，得医之奥，治疗辄有神效，有济甚多。"

明·嘉靖十一年（1532）前后，王珹离开祁门去北京行医，由于王氏医不泥古，医技卓著，很快便名播京城。嘉靖二十九年（1550）四月间，皇子

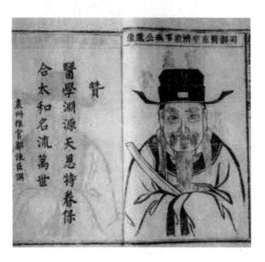

患病，腿痛而瘸并日见加剧。太医院的御医们均诊治无效，个个束手无策，惶惶不可终日。值此皇宫上下焦急之时，宦官中有人向嘉靖皇帝禀报京城街巷所闻，举荐王珹治之。时年53岁的王珹正是医术中天之时，其奉诏入宫，面对皇子病症，悉心切脉，辨证施治，精心遣方，真可谓药到病除，几天后皇子便安然无恙，康复痊愈了。王珹医术如此神奥，博得嘉靖帝大悦，于嘉靖二十九年（1550）四月十六亲自书写诏书，授王珹为太医院御医（直圣济殿吏目），并曰：国家简置医，属而又慎，择其尤者，以日值禁近，调护朕躬，厥任至重，非谨敏详恪之士，朕敢以轻授哉？尔太医院吏目王珹，夙究儒书，爰精仁术，比膺遴选，供事内庭，志励清修，功多利济，最书来上，朕甚保嘉。兹特进尔阶登士郎，赐次敕命。尔尚益恒乃心，慎乃业，以广朕保和惠育之仁，腾嗣有显，擢岂尔吝（《历溪琅琊王氏宗谱·明太医院御医直圣济殿事王珹加授登士郎制》载）。

王氏遗有其所治内、外、妇、儿各科病症医案87例，颇为珍贵，后被整理成《意庵医案》，为明代善本医书。原著为明·万历三十六年（1668）的棉纸手抄本，江苏科技出版社曾于1976年出版发行。其中部分医案被收录于明·江瓘的《名医类案》和清·魏之琇《续名医类案》。王珹还著有《医学碎金》一书（王乐匋《新安医籍考》载），但未见刊本。其还常与祁门名医李楼相互论医，并于嘉靖二十二年（1543）校正李楼所著的《怪症奇方》，且为该书添加附录。王珹的医案论断分明，方药精练，理法方药切中辨证论治要点，且叙事生动，文笔流畅。体现了王珹善用仲景等前人治法之经验老

到之处，且自成一体，别具一格。如其拟桃仁承气汤化裁治喷血"一服即止"；十枣汤抢救痰厥；猪胞硝汤治愈高年便秘，此乃也是新安医家中最早使用中药灌肠的记载。王氏还用精神疗法"一言散"治愈气厥；用麦门冬甘草膏治愈肾虚无子等单方验方。在京城期间王琠为皇帝、内宫嫔妃和宰相、参议、尚书太史、大理寺、通政司、户部、锦衣卫等文武大臣及外国酋长提供医疗保健服务，并抢救治愈了大量危急疑难病症，辄因其"之见如神，之胆如斗"而名誉京都。

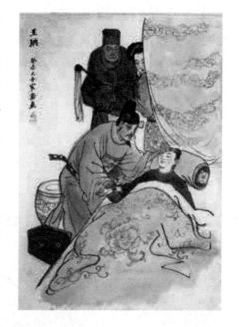

嘉靖四十四年（1567）前后，近70岁的王琠由京城告老还乡，受旨在牯牛降山脚下的故里祁门历溪建造了"五凤楼"（又名合一堂）王氏宗祠祠堂。祠堂结构奇特，分上层、左上层、右上层3部分，由120根方柱支撑。正厅横梁雕饰龙凤呈祥、五兽车马等图案，楼顶四角上翘呈鱼尾状，宛若老凤偕四只雏凤鸣翔九天，正门两侧立空心雕凿汉白玉石鼓一对，精雕细琢的吉祥物有"龙狮戏球""麒麟送子""独角龙兽""紫鹿银羚"等。460多年过去了，此楼如今雄风犹存，昭示着新安御医历史的功绩。

清·乾隆年间歙县人氏吴谦与张璐（江苏吴县人）、喻昌（江西南昌人）并称清初医学三大家（《清史稿》载）。吴谦，字六吉，清代著名医家，生活于清康乾年间，新安歙县人氏。任乾隆年间太医院院判（太医院副院长）。吴谦博学多才，临床经验丰富，可谓德艺双馨，是与他一贯地谦虚好学，熟读古今医籍，善于临床总结分不开的。相传吴谦早年行医曾遇一骨折病人，由于久治不愈，吴谦深感歉疚。后来吴谦听说一位民间医生治愈了其疾，便不辞劳累，几次翻山越岭步行五十多里地去登门求教，学习治疾的技艺。一般来说，医疗技艺是不外传的，但吴谦的谦逊与好学感动了那位山间乡医，于是授之于整骨手法及药方。此后，吴谦受此启发，又先后师事十多位民间医生，博采各家之长，从而练就、丰富了自己娴熟的技法，打下了深厚功底，为他后来进入太医院及主持编纂《医宗金鉴》大型系列丛书奠定了扎实的基础。

乾隆元年（1736），清高宗亲政。这个时期，城市手工业已经出现了资本主义的萌芽，虽仍不乏抱残守缺之人，但很多医家能在继承中创新，注重理论与实践相结合，尤其是大批知识分子弃儒从医，极大地推动了医学事业的发展。正是在这种社会背景下，清政府为了顺应时代发展的需要，下诏编纂医书，称"此乃万世寿民公事"。乾隆四年（1739）十一月十七日，太医院奉旨编写一部大型综合性医学全书"以正医学"，由乾隆皇帝钦定吴谦与同宦刘裕择为医书总修官（主编）。前后历时三年，于乾隆七年（1742）将书编写完成，乾隆皇帝为该书赐名为《医宗金鉴》。

《医宗金鉴》全书包括医学各科十五种，九十卷。内容丰富完备，叙述系统扼要，议论精确，有叙说、有图谱、有验方、有议论，便于学者记诵，力求学以致用，为内、外、妇、儿、眼、骨伤、针灸各科之完备的巨著，集古今医籍之大成。其中《订正伤寒论注》十七卷和《订正金匮要略注》八卷为吴谦在深入研究《伤寒论》与《金匮要略》基础上，参阅了上自三皇以至当朝20余位著名医家的论述和心法要诀，自为删定，修正错误，详审注释，以歌诀的形式概括疾病诸证的辨证论治理论编辑而成，不但切于实际，而且易学易用，是研究《伤寒》与《金匮》最深刻的一人。故清代著名医家徐灵胎评价《医宗金鉴》："此书条理清楚，议论平和，熟读是书，足以名世。"

《医宗金鉴》于1742年刊行，一经刊行就受到当代及后世中医界的重视，盛赞此书"酌古以准今，芟繁而摘要，古今医学之书，此其集大成矣。"时清廷将此书作为太医院的必修教材，当代中医学家、中医医史学家、教育家、国家级中医药专家、全国首批"继承老中医药专家学术经验指导"老师、中国中医科学院专题研究咨询专家俞慎初在《中国医学简史》中赞扬《医宗金鉴》为："一部很好的入门书，200年来一直沿用，至今还是医者必备的重要参考文献。"

北京中医药大学任应秋教授主编的全国中医高校教材《中医各家学说》所载，明、清年间全国72位各大医家中，新安医家就有10人，占全国的14%。新安这块弹丸之地，在历史上出现了千人之多的医家群体，涌现出了一大批岐黄高手，医界名家，救危起死，一剂而起重疴，被历代社会拥为"张一帖""江一帖""济世良医""仙手佛心""急诊妙手""龙宫妙手"以及"功同良相"等。新安医家在医学领域的这些创见，对明清时期中医学说的演变与发展产生了深刻的影响，新安医学站在了中医学科的前沿，对中医学说的发展与创新起到了引领与推动的作用。

二、勤于笔耕，著书立说

北宋以后，新安地区政治的安定为徽商经济的繁荣提供了平台，新安人重视文化教育这一点催生了徽州文化的昌盛。而作为中医药学尤其是明清时期中医药学的缩影和典型代表，新安医学恰恰以名医辈出、医著宏富、流派纷呈而著称。新安医籍的编撰及外传主要集中在明清两代，成就最为突出。朝鲜、日本等国不但通过各种途径吸收了大量新安医学学术知识，而且整本翻印刊刻新安医家的著述，成为研究新安医学对外交流史的宝贵资料。南宋歙县医家张杲所撰的《医说》，全书十卷。1189年刊行，分为历代医家、医书、本草、针灸、修养调摄、养生以及诊法、临证各科等四十九门。于朝鲜李斯王朝成宗十五年（1488）在朝刊行，日本万治二年（1659）在日刊行，它不仅是我国现存最早的一部载有大量医学史料的综合性医学著作，也是较早东传国外的新安医籍。

广州中医药大学童光东教授《明清时期徽版医籍刻印及其影响》一文指出，新安"著作医籍之多，实为国内少见。据不完全统计，在这个时期内，全国刻印的医籍现存有2200种（部），而新安一个地区就有270余种，占总数的八分之一……繁荣了该时期医学，扩大了新安医学的影响"。从医史文献评述的角度看，新安地区约有以下具有中外影响之名医及撰编的医学著作，除南宋张杲所著的《医说》外，明·英宗天顺至世宗嘉靖年间，新安医学"固本培元"派的代表人物汪机的《石山医案》乃为中华医史上富有影响的新安医籍之一。据史料记载：汪机"究心医学，凡岐黄扁仓诸遗旨，靡不探其肯綮，殊证奇疾，发无不中。名高难致，病者有听警咳，顿喜遂廖，所活甚众"。《石山医案》由汪机弟子陈桷取汪氏临床验案编辑而成，全书三卷。医案反映了汪氏宗朱丹溪之医理，临床不拘一格，善取各家之长、尤精于望诊、切脉，同时强调四诊合参。案中每多记述患者形体、色泽，或从形治，或从脉治，常能予人以启迪。《石山医案》于明正德十四年（1519）辑成，刊行后东传海外，日本元禄九年（1696）大版涩川清右卫门刻本刊行。

明代医家歙县人吴崐所撰《医方考》，全书六卷。按病证分为中风、伤寒、感冒、暑湿、瘟疫等四十四类，计七十二门，共选历代较常用方剂七百余首，各方"考其方药、考其见证、考其名义、考其事迹、考其得失"，并依次阐述各方的组成、方义、功用、适应证等，是一部深受国内医家欢迎的方剂学著作。《医方考》在国内刊行于明万历十二年（1584），而仅隔两年时间，朝鲜李斯王朝时代，宣宗十六年（1586）即有刊行，其吸收速度之快可见一斑。吴崐的另一部重要著述《黄帝内经素问吴注》（又名"素问注"）全书二十四卷，是很有影响力的《素问》注本，在国内刊行时间是明万历二十二年（1594）。也于日本元禄六年（1693）在日刊行。

我国第一部总结历代医案的专著《名医类案》，为明代医家歙县名医江瓘所撰。全书广征博采，撮其要旨，分门类摘，收集历代医著中的验案、家藏秘方，参阅了经、史、子、集等有关的资料百余种，收集上自扁鹊、华佗，下至元、明代诸多名医的医案，并附个人验案与家藏秘方，所辑资料忠实于原始文献，病例治法翔实、具体，附加按语，《名医类案》全书十二卷，内容十分丰富，举凡急慢性传染病、内科杂病及外科、妇产科、五官科、针灸科等病案无所不有，对特别案例还附有编者按语，以提示要点，是我国第一部汇集历代名医医案之专著。起到了"宜明往范，昭示来学，既不诡于圣经，复易通乎时俗"

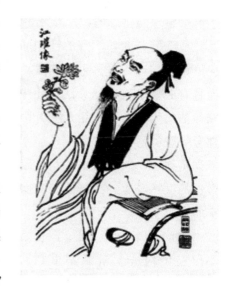

的作用。高校教材《中国医学史》赞扬《名医类案》"是一部资料空前丰富的医学专辑，具有相当的参考价值"。该书成书于明嘉靖三十一年（1552），国内刊行于万历十九年（1591）。日本元和九年（1623）即有猪子寿刻本在日刊行；宽文元年（1661）又有野田庄右卫门刊行本问世。

清代医家休宁人氏汪昂所撰的《本草备要》，全书八卷，主要取材于《神农本草经》《神农本草经疏》《本草纲目》等书。首论药性总义，次以草、木、果、谷菜、金石水土、禽兽、鳞介鱼虫、人八部分类，收入药物四百七十余种，药图四百余幅。每药概述性味、主治、功用，简明扼要，颇受后世临床医家所欢迎。《本草备要》后经清代初年三大名医之一太医院判吴谦审定，1694年在国内广为刊行，总数有70余种版本之多，35年后即流传日本，现日享保十四年（1729）植村藤治郎刊本仍存。汪昂一生诊务烦冗，然其著书立说至老不倦。他著书立足于基础，着眼于普及，并讲究实用，文字流畅，通俗易懂。其一生著作丰硕，除《医方集解》《本草备要》，尚著有《素问灵枢类纂约注》《汤头歌诀》《经络歌诀》《痘科宝镜全书》《本草易读》等书。这些著作与前人相比"皆另为体裁，别开经路，以前贤为竞之旨，启后人便易之门"。

《中国医学史》称汪昂"其书浅显易明，近人多宗之"，乃为我国清代著名医学科普及启蒙派的代表人物。

2017年1月，首次在北京被发现的歙县籍清代新安御医汪必昌的著作《怪症汇纂》手稿。这部继汪燕亭《聊复集》五卷之后，首次被发现的被尘封了近200年的汪氏未刊稿本，为新安医籍中之上品。《怪症汇纂》保存了现在某些已经逸散的医药资料，不仅记载了540种（约650个）偏方秘方，还收录了御医整理的秘方偏方，涉及各类疑难杂症，其中不乏"癌症""肿瘤""尿血吐血"等。此外，有关针刺取穴和灸法论述中肯。尤其对灸法用艾原理适应证论述颇详，对恶疮、痛疽、惊痫、乳疮、少乳等也有治疗新法与新方，而且有关针刺取穴和灸法论述中肯、可信、可用。仅仅其文物价值经北京专家预估就为两个亿，令人大开眼界。中国中医科学院医史文献研究所研究员郑金生审阅后说："此稿本属于孤本，文献价值极高，从版本学上来说，珍贵得不得了。"中国中医科学院余瀛鳌教授表示，我们现在应该继承弘扬汪必昌的学术经验。浩繁的新安医籍成为研究、开发、利用中医学取之不尽的宝库。

明清以来，新安医学书籍不仅在国内被大量翻刻重刊，仅《本草备要》翻印次数至少超过200余次之多，同时也为朝、日等国许多重要的医学文献收录和引用。此外，日本还在明历三年（1657）翻刻金陵唐氏本全套徐春甫的《古今医统大全》，而且在许多重要医学文献中引用了

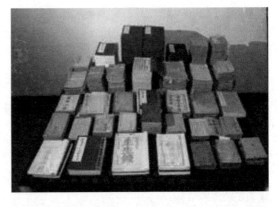

《古今医统大全》的内容；日本明历三年（1657）有风月堂左卫门刊本行世明代医家休宁孙一奎撰《赤水玄珠》，宽文十一年（1671）喜左卫门全本刊刻方广的《丹溪心法附余》。1611年，朝鲜太医许浚等奉旨编纂《东医宝鉴》，收录了我国《丹溪心法附余》等明代以前的医书八十余种；朝鲜正祖十四年（1790），其医家康命吉参照《东医宝鉴》等古今医方书，编成一部深受朝鲜临床医家欢迎的方书《济众新编》，其中摘录有新安医学著作《赤水玄珠》的内容。新安医学著作流传海外并广泛被刊刻引用的新安医籍全书达34种之多，极大地推动了日、朝等国医学事业的发展。

新安医学源远流长、肇自唐宋，盛于明清，对新安地域医学乃至整个中

医学的发展做出了卓越的贡献。20世纪80年代，上海中医药大学赵英魁、何传毅教授在《中医杂志》上发表了《中医学全书学习札记》的研究文章，将唐·孙思邈的《备急千金要方》、明·嘉靖二十八年（1549）万全所撰的《万密斋医学全书》、

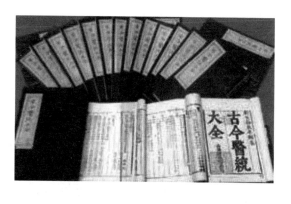

明·嘉靖三十四年（1557）徐春甫所撰的《古今医统大全》等十部医著列为"中国古代十大医学全书"。其中新安籍名医所著的就占三部，即太医院吏目徐春甫的《古今医统大全》、太医院院判吴谦的《医宗金鉴》及临床大家程杏轩的《医述》，可谓皇皇巨著，厥功甚伟。新安医籍远播海内外，东传朝鲜、日本等国，在中外医学交流史上亦留下了光辉的一页。

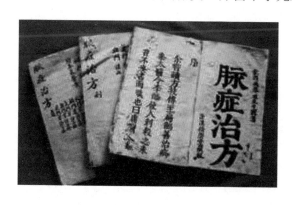

其他如《医说》《本草蒙筌》《医方考》《诸证析疑》《医林纂要探源》《重楼玉钥》《医学心悟》以及《本草备要》《医方集解》《汤头歌诀》《临证指南医案》等，皆盛行于世，影响深远。除此之外，还有许多稀于流传的著作，或为历代世医家族所珍藏，或者散布于全国各地。由于徽州自古闭塞，历代文化、文物古迹破坏较少，各类文物收藏（包括民间收藏）颇丰，保存的新安医家孤本、抄本、手稿、遗墨，无论是在学术上还是在文物方面都极具价值。如明代吴正伦的《脉证治方》抄本、明末程敬通的《仙方遗迹》临摹本、清代唐竹轩的《舟山医案》手稿、叶馨谷的《红树山庄医案》、黄予石的《妇科衣钵》抄本等，中国中医科学院余瀛鳌教授在《新安医籍丛刊》总序中表示："《新安医籍丛刊》所包含之各类医籍，在以地区命名之中医学派中，可谓首富。"

三、圆机活法，攻于临证

新安医家攻于临证，遵古而不泥，圆机活法，擅于证治。如汪机治疗劳

疰，脉数无力，形瘦色苍者，其反古人每以色脉论证作血虚治之常道，以"汗多乃阳虚，表失所卫；消谷善饥，乃胃虚火乘其上，皆阳虚也。仲景法有凭证不凭脉者，兹当凭证作虚，治以参、芪……"。其又治久痢不止，脘腹痛，里急后重，咳嗽，发热，脉细弱而数者，认为"此肠胃下久而虚也，医用寒凉愈助降下，病何由安？《内经》有云：下者举之，虚者补之。其治此病之法欤，遂以参术为君……"。又如治消渴善饥，脚弱小便白浊者，汪机称之为脾瘅证，其用甘温助脾，甘寒润燥方，亦主参芪。另有一患者，形色黑瘦，而饮食倍进，食后吐酸，胸有结痰，每到傍晚胸膈烦热，盗汗梦遗，口舌干苦，肌肤疮溃，左脉小弱而数，右脉散弱而数，多处寻医均以其阴虚病症而久治不效。后经汪机诊后，曰："此必脾虚湿郁为热而然也，若用滋阴降火之剂，反滋湿而生热，病何由安？宜用参芪甘温之剂，补脾去湿可焉。"即在500余年前汪机就注意到并且提出了当今预防为主、无病防病、已病防变、养生保健、益寿延年的医学理念及医学前沿的思想。

在外科治法上，汪机同样有发展与创新，其所著的《外科理例》七卷、《附方》一卷一百五十四门，叙述了外科的症、治、理、法、方、药，并附有医案。首载外科证治总论，次述痈、疽、疡等外科疾病的脉证和治法，其间附有病例于各症之中。汪机根据自己多年的临床经验，并引《内经》以及综合李杲、朱震亨、陈自明（曾任建良府明道书院医学教授，精于妇科），薛新甫（曾任太医院院判，外、妇、儿科造诣精深）之论，从理论上辨明外科疾病的发展原因、病理以及治疗原则，主张对外科病从整体出发，以消散为常法，外病内治，反对滥用刀针，他强调"必本诸内"。强调"知乎内以知其外，而治外遗内，所谓不揣其本而齐其末"。因此，汪机在外科病的治疗多主张以调补元气，先固根本，不轻用寒凉攻利之剂，切戒滥用刀针，以消为贵，以托为畏。其还提出了"舍证从脉，舍脉从证，治之不应，别求其故"之论。从而使外科之立法为之一变，给后人以很好的启迪。

从历代新安医著分类的情况来看，也是临床方面居多，而且新安医家世代相传，形成很多家族式"师承学术链"这一独特的医学教育模式。据不完全统计，新安三代以上至三十多代的家传"世医家族链"有120余条，记载医家500余人。部分名医世家一直延续下来，薪火至今不息，且名声益噪，经久不衰。如始于南宋"医博"黄孝通的"黄氏妇科"，至今800多年，相传26世，代不乏人，其第25代传人黄孝周主任医师，既传承妇科祖业，又擅长中医疑难杂症，每日四方各地前往的就诊者络绎不绝。有着堪称"新安第一代名医世家"的歙县定潭"张一帖"内科，其第十四代传人张舜华教授与李济仁（皖南医学院弋矶山医院教授、国医大师）夫妇及其子女，第十五代传人张其成（北京中医药大学教授、国学院院长）、李艳（芜湖弋矶山医院中医科主任、主任中医师、博导）、李梃（省级非遗传承人）、李梢（清华大学自动化生物信息学研究所教授、博导）等，有着"兄妹四博导，一门七教授"之美誉。其家传"张一帖内科"400多年来以"劳力伤寒末药"（由18味药研粉末组成，号"十八罗汉"，对一些疑难重症、诸多杂病往往一帖即效）而闻名，久盛不衰传为杏林佳话。创立于清·康熙年间的郑于丰、郑于蕃兄弟"南园喉科""西园喉科"，有着"一源双流"之美誉，相传至今11代，代有名医，传承不息。仅被载入《中医大辞典》的"两园"医家就达8人之多。面对祖上深厚的历史文化积淀，"两园"守正创新，承上启下，构建起当今祖孙三代六人喉科学医学团队，并将他们培养成当今有影响的中医喉科名家，为郑氏喉科续写着新安医学世医家族链的传奇。

同时，被安徽省人民政府批准为省级"非物质文化遗产"名录的还有：始于清代歙县蜀口曹氏外科，其祖先曹启梧从嘉兴名医程玉田，尽得其术，遇重症应手辄效，历经六代而不衰；而从绩溪龙川尚书府走出来的"龙川胡氏医学"则为新安世医传承"家族链"中的又一大亮点。据清·嘉庆十五年《绩溪县志》载："胡仲伟，字环溪，龙川人，诚朴谨慎，世传外科，尤精方脉。"其不恋权贵，甘当良医，且代有名家涌现，传承至今十二代，在医界传为美谈。著名的新安医学世家还有：歙县程氏"吴山铺伤科"（又称黄源村伤科），始于清·康熙年间一世祖程四昆，相传至今十二代，代不乏人；祁门胡氏骨伤科起源于清·道光年间，其一世祖胡显君，薪火传递至今一百多年，医名益噪，闻名遐迩。清代王雪健创始"新安王氏医学"，近代名医王仲奇，现代名医王任之、王乐匋承其衣钵，享誉新安。王仲奇好学深思，熟谙中医典籍，博采众长，融会贯通。认为：治病之道，贵在明阴洞阳，用药宜酌盈济虚，补偏救弊，辨证立方，通变化裁不为前人所囿。王仲奇被上海医界同仁盛赞，称王仲奇、丁甘仁"丁、王"二氏法古有训，又能够自出新意，亦有与北京名医陆仲安先生并论。行医四十余个春秋，诊治了病人近百万人次，足见其饮誉海内外之一斑。还有婺源程门雪"程氏内科"世家；歙县的余午亭、王养涵、吴正伦、殷世春、程大鉴等内科世家；许豫和、程公礼等儿科世家；休宁江国龙"梅林妇科"世家、汪耘之"西门桥儿科"世家等。

新安医学的这种以家族为纽带的"人才链"特点，使得医业多有世袭，代传不衰，众多的家族世医相传，是文化性、技能性、历史性与传承性的统一，为新安医学的发展和社会生产力水平的提高做出了积极的贡献。

四、守正创新，学派纷呈

在学术思想上，公认的新安医学学派有"固本培元派""经典注释家中的考古派和创新派""错简重订派""时方轻灵派""理脾阴派""养阴清润派"……这些学术思想的创建为中医药学的发展做出了巨大的贡献。一些学术派别已成为当代中医各家学说的一支，是中医药学宝库中不可分割的重要组成部分。

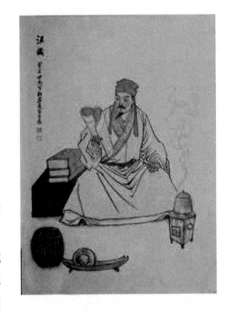

1.汪机为代表的"固本培元派"学术思想与治法的提出

新安自明·嘉靖汪机始，出现了一批善用"固本培元"方药的医家群体，蚌埠医学院吴锦洪教授称之为"培元派"，因汪副护号"培元"而得名。这些医家或有师传授受关系，或有私淑，或受其影响，但有一点是相同的，即皆为新安人氏，皆善用这一治法。其核心是以"参芪"为主药，重在补益后天脾胃之本，兼及先天肾。中医医学史上曾出现过以江浙医家朱丹溪等为代表的"温补派"，对新安"固本培元"医家也产生了不同程度的影响，这在他们的著作中皆有大量的体现。但新安医家"固本培元"在学术上与"温补派"有一个重要的不同点，就是"温补"法重肾阴肾阳，重先天之本，用药多在六味、八味之间。新安"固本培元"法却重后天之本脾胃，兼顾先天之肾，用药多参芪，辅以附子、干姜之品，因而在指导思想以及治法上，都尚存在一定的差异。由此提出"固本培元"理论，是有别于"温补"治法的。

新安固本培元派代表性人物自明代汪机始，其弟子有程明卿、汪副护、黄古潭，再传弟子孙一奎，以及江民莹、江应宿、吴洋等；清代有郑重光、程从周、吴澄、汪文绮、程杏轩、吴楚等，这些医家在新安医学乃至中国医学史上占有重要的地位。我们选择其中有代表性的医案著作7部，对固本培元医家医案进行分析，即对汪机《汪石山医案》、孙一奎《孙文垣医案》、吴楚《医验录》、江瓘《名医类案》、程杏轩《杏轩医案》、郑重光《素圃医案》、程从周《程茂先医案》进行分析统计，共载医案1400余例，其中运用固本培元治法者共653例，占总数的近50%。

固本培元医案方剂组成：人参（红参）、生黄芪、炒白术、炙甘草、茯苓、制附子、川芎、炒白芍、当归、黄柏、干姜、山茱萸、陈皮。配伍原则：君药为人参、附子，其中人参甘温大补元气、健脾养胃，附子大辛大热以峻补元阳；臣药为黄芪、白芍、当归、山茱萸，其中黄芪甘温辅助人参大补元气，山茱萸、白芍、当归等养阴益血之品，体现了"善补阳者，必于阴中求阳"；佐药为川芎、陈皮、茯苓、干姜、黄柏。其中以川芎、陈皮行气活血，以防补气养血易致瘀滞之弊。茯苓甘渗脾湿，以体现"补中有泻"，干姜可助温阳、化水之功。黄柏为反佐药，可制参、附过于温燥；同时使以炙甘草，甘温调中。其功用：补气健脾，温补肾阳。主治：脾肾两虚。证见面色萎黄，四肢无力，食欲不振，纳差食少，脘腹胀满，肠鸣泄泻，吐逆，下肢浮肿，心悸怔忡，舌淡苔白，脉虚软等。因此，从方剂组成可以看出，该方包含许多名方，尤其是仲景的理中汤、四逆汤、四逆人参汤、茯苓四逆汤、干姜附子汤、真武汤、附子汤等，以及后世的四君子汤等皆蕴含其中。可以见得新安固本培元医家用方皆是从仲景方中化裁而来，又旁参东垣学说，将东垣学说与丹溪学说融为一体，改变了过去丹溪养阴泻火之成规。体现了新安医家在学术以及治法上遵古而不泥、守正创新之精神。

2.经典注释家中的考古派和创新派

新安有很多医家对经典著作做了深入的注释考证工作，阐发了医学理论，并有所创见。《内经》的注释方面：有明代祁门汪机、徐春甫，休宁丁瓒，歙县吴崐，清代除歙县江之兰、罗美外，还有绩溪的胡澍，休宁的汪昂、戴东原等。

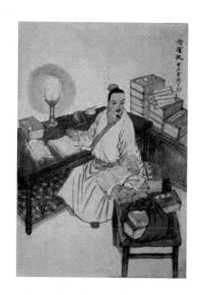

《伤寒杂病论》是奠定辨证论治基础的经典著作，新安医家注释本较多，如宋代张扩；明代歙县程宏宾、潘仲斗、陆彦功，休宁方广、孙文胤；清代歙县程林，休宁王廷相，黟县汪纯粹等。以上诸家当属经典注释家中的考古派，但他们的著作，现今大多失传，目前少数尚有流传，而有创新见解的首推歙县的方有执。以明代方有执为代表的伤寒学"错简重订"之说的出现，开创了《伤寒论》"错简重订"之先河，从而把伤寒学推向了研究伤寒学史上的兴盛期。后世医家在方有执的影响下，诸子蓬起，踊跃争鸣，大大推动了仲景学说的发展，使得中医学中感染性热病学说的体系更加完善。

方氏之学对于后学尤其在清代引起了较大反响，宗其学而有所成就的，当推明末清初名医喻嘉言（1585—1664），名昌，江西南昌人。以医术专精而盛名于时，著有《尚论篇》一书，以及清初的新安名医程应旄，字郊倩，歙县西乡人，著有《伤寒论后条辨》。在这方面的贡献者，还有新安医家郑重光（1638—1716），字在辛，又字素圃，晚号完夫，清·康熙年间新安歙县人，为研究《伤寒论》之大家。郑重光认为：学仲景之书，莫善于方有执。然方有执《伤寒论条辨》仅详于太阳篇，而对三阴之研究，用力不足。他说："伤寒"之辨，悬绝于表、里、寒、热。不详形症，哗于议药，夭枉遂多。因此，郑氏重加编整，删其注解重复之词，参以喻昌、张璐、程郊倩三家之说，并结合临床所得注入本人见解，于康熙四十四年（1705）撰成《伤寒论条辨续注》十二卷。之后，又本李士材《伤寒括要》之意，于康熙五十年（1711），撰《伤寒论辨证》三卷。就证分经，病情详于各证之内，澄清了长期以来对《伤寒论》的模糊认识，为《伤寒论》理法方药在内科杂病上的应用提供了理论基础。

3. 从事医学普及的启蒙派

新安不少医家，毕生从事医药书籍的整理编写，使之由博返约，通俗易懂，或编撰歌诀骈文，便于背诵记忆，使医学事业得以普及推广，这类医学家的学术思想，功在启蒙，故名之为启蒙派。

陈嘉谟（1486—1570），字廷采，号月朋子，今安徽祁门县二都（西乡石墅）人。陈嘉谟由儒入医，尤其喜好金元四大家的医学著作及其学术思想，受李杲和朱丹溪思想的影响最大。因此，他对前人之本草著述进行整理，再结合自己心得和经验加以补充，于明·嘉靖三十八年（1559）开始撰写，历经了七年时间并且五易其稿，于嘉靖四十四年（1565）在其八十岁高龄时撰写成书，名《本草蒙筌》。

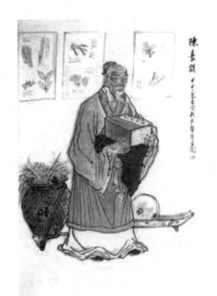

《本草蒙筌》共十二卷，又名《撮要便览本草蒙筌》，是新安医学乃至祖国中医药学的重要文献著作之一。全书叙述了药性总论，收载了药物742味，系统地记述了各类药材的产地、收采、储藏、鉴别、炮制、性味、配伍、服

法等。附有其本人之按语，其中447种药材还绘有药图。具有消食功能的鸡内金、行气止痛的青木香、止血散热的血余炭等特效药，均首见于该书，至今仍为中医临床上的常用药。《本草蒙筌》由歙人许国作序，王肯堂校刊，于嘉靖四十四年（1565）及万历元年（1573）相继刊行，首刊比李时珍的《本草纲目》（1590年问世）早了整整25年，其一些宝贵经验被李时珍的《本草纲目》以及江苏常熟缪希雍的《炮炙大法》全文辑入，不仅对我国的中医中药事业产生了较大影响与促进，而且藏书于日本杏雨书屋的几个不同的版本，对国外医药学的提高起到了积极的推动作用。1935年，曹炳章先生重校并将其编入《中国医学大成》。

其代表性人物有：程伊、程衍道、吴谦、汪昂、李文来、程国彭、汪时鹃、汪宏、殷世春、程曦、俞世球等。

4.时方家中的轻灵派

唐、宋以后临床医家中有经方（仲景方）、时方（唐、宋以来方）两家之分。在时方家中，清代"温病四大家"之一的叶天士（祖上迁徙苏州），以其独特的温病学理论，创立了"卫、气、营、血"辨证学术理论，父亲叶朝采、祖父叶紫帆祖籍歙县，为新安医家，其处方用药以"轻、灵、清、巧"而见长，源于新安医学的"时方轻灵派"，时称之为"叶派"。以叶天士（叶桂）善于用药轻灵而著称，时称新安诸多医学家在临证用药每于平易中见神奇，论医深入浅出，言简理明，法古不泥，灵活多变，以其独特的

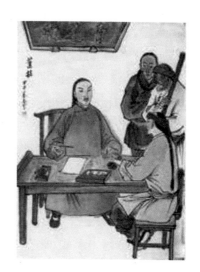

温病学理论，创立了"卫气营血"辨证学术理论，临证处方用药以轻、清、灵、巧而见长，可谓"四两拨千斤"，于平易之中见神奇，至今为新安等后世医家所师法。

代表人物有清代程国彭、程大鉴、王学健、叶馨谷等。

5."理脾阴派"

脾阴虚理论，《内经》已有雏形；理脾阴方法，《金匮》已见端倪。明代著名新安医家徐春甫，公谓："调和脾胃为医中之王道"，"治病不察脾胃虚实，不足以为医"，是对脾阴虚论述的医林之鼻祖。但近代医家多以为明确提出并首倡者非吴澄莫属。吴澄，字鉴泉，号师郎。清·康熙乾隆年间歙县岭南卉水人，著名的新安医家。吴澄自幼习儒，嗜精《易经》，以"易"

通"医"，为治虚损的大家。其论著根据《易经》"化而裁之存乎变，推而衍之存乎通，变动不居，周流六虚"之意，名曰《不居集》，为论治虚劳之专著。

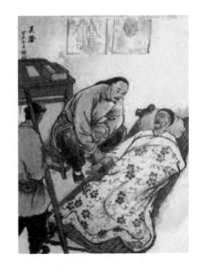

吴澄博览群书，尤精易理，故提出了"脾经虚分阴阳"之论，首创理脾阴说。吴澄在《不居集》自序中言："近日治虚损者少，做虚损者众，死于病者寡，死于药者众，印定滋阴降火之一法，以治无定万变之病情"。其在"理脾阴总论"中云"理脾阴一法，扶脾即所以保肺，保肺即所以补脾"；"唯选忠厚和平之品，补土生金，燥润合宜，两不相碍也"。因此，二百多年前吴澄在《不居集》中明确提出了"脾阴虚"及"理脾阴法"的论断，可谓匠心独具。

6."养阴清润派"

"养阴清润派"的创始者郑梅涧（1727—1787），名宏纲，字纪原，擅用汤药和针刺治疗喉症，救危起死。其在《重楼玉钥》医语中有云：喉间起白腐一症，其害甚速，乾隆四十年前无是症，即有亦少，自二十年来（1775—1795），患此症者甚多，唯小儿尤甚，且多传染……余与既均三弟疗治以来，未尝误及一人，生者甚众，医治之法不外肺肾，总要养阴清肺，从而创设了"养阴清肺汤"。其中还说明了加减方法、吹药方以及宜忌诸药，其创设的年代是清·乾隆六十年（1795），1826年法国人索里通（Bnetonnean）刊行一部白喉专著，并根据典型症——"白膜"定名为白喉，介绍了气管切开术，是国外医学史上一部最早而完整的资料，但是比郑枢扶的论著，已经迟了三十余年之久。其后诺贝尔奖于1901年开始颁发，获得第一次医学奖的就是研究用血清治疗白喉的德国人冯贝林（E. A. rom. Behing），他发现白喉抗毒素乃在1894年，而郑梅涧之子郑枢扶（1746—1813），名承瀚，字若溪，在其父喉科理论基础上创制的"养阴清肺汤"最迟出现在乾隆六十年（1793）以前，正好比德国人冯贝林的发现早了一个世纪，因此足见郑氏喉科这一成就，无论是从理论到实践，从国内到国外，还

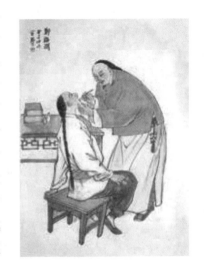

是时间上都处于世界领先地位，为新安医学乃至中华医学史留下了光辉的一页。

地域不同体现在医学学术思想上也有所区别，以学术链为纽带的新安医学各家学说可谓灿若晨星，异彩纷呈，汪机"固本培元说""营卫一气论"；孙一奎"命门"及"三焦""动气命门说""胀满火衰论"；方有执"三纲鼎立说"；吴澄"理脾阴说"；余淙"热能化湿说"；郑梅涧"养阴清润说"；程国彭首创"医门八法"，总结"八纲辨证"理论，已成为当代中医辨证论治的一大准绳……，在全国还很少有像新安医学这样医家、医著、学派林立的地域性医学。

新安医学，古奥玄深，寿世保民，具有近千年的悠久历史，新安医学理论具有丰富的医学辩证法思想，其运用"四诊八纲"，通过"望、闻、问、切"四诊合参，结合病因，辨别证候，分清邪正，从而确定治疗方案和具体的治疗措施，这是中医的"辨证"区别于西医的"辨病"而具有的独到之处，也是中医认识和处理疾病的基本法则。

习近平总书记在关于新时代坚持和发展中国特色社会主义一文中指出：中国特色社会主义文化积淀着中华民族最深沉的精神追求，代表着中华民族独特的精神标识，是激励全党全国各族人民奋勇前进的强大精神力量。要"坚定道路自信、理论自信、制度自信、文化自信"。作为省及国家级"非物质文化遗产"的地域中医药学——新安医学，不但为中华民族的繁荣昌盛做出了重大贡献，而且对世界的文明进步产生了积极影响。它是我国古代优秀传统文化的组成部分，并伴随着文化的发生、发展、丰富而不断发展、进步，以其所独有的广博、深厚、朴实、包容的特色，造就了新安医学典型的东方医学之身。以其完整而独特的理论体系和可靠的防治疾病效果呈现在世人面前，影响着中国乃至世界的许多国家和地区的医学发展走向，充分显示了其巨大的生命力。

总之，明清时期的新安医学站在了中医学的前沿，对于中医学的发展和学术理论的创新做出了令人瞩目的成就，时间延续之久远，一脉相承之紧密，为世绝无仅有；医家汇集密度之高，医学著作之丰厚，学术影响之深远，也属绝无仅有。故有专家、学者称新安医学为中医学"宝库中的宝库"、明清中医药人才的"硅谷"。其不仅构成了具有丰厚底蕴的徽州文化"五要素"中具有浓郁地方特色的医学文化，而且成为我们中华民族优秀文化宝库中的璀璨明珠。

（张贵才）

新安医学"固本培元"论与
丹溪学说之渊源

新安医学出现于北宋，鼎盛于明清，受金元四大家医学学术思想，尤其是受丹溪学说影响颇深，从而形成了在金元医学思想上的继承与创新，又具有新安地域特色的新安医学学术派别，其中重要的一支"固本培元"学术思想及理论，成为祖国医学宝库中的一朵璀璨奇葩。

新安医家中推崇丹溪的并不鲜见，明朝成化年间，休宁汉口人氏程充，字用光，天性聪慧，性格开朗，因亲人患病不愈而辞儒学医，专致研究丹溪之学。其在研究元代医学大师朱震亨的《丹溪心法》时，发现此书经其门人整理刊印，部分之论与

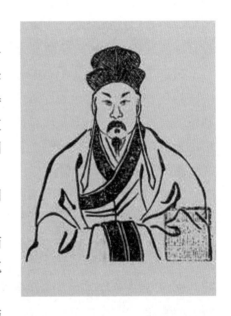

病悬隔，且文多重复，不仅恐后学不察，反致有误来学。故而专心研学考订遗误，并通过中书王永达得到丹溪曾孙朱贤所藏的家传本合而参订，于成化十八年（1482）辑成《重订丹溪心法》五卷。明万历年由新安歙人吴勉学校刊；到了明朝嘉靖年间，休宁人方广，也因母病被庸医误治而放弃儒学仕途，从此发奋研攻医学。方广尤其推崇丹溪，潜心研读《丹溪心法》，颇受启示，其游河洛、寓陈留、名著中原，并用五年时间钻研丹溪等前贤学说，于嘉靖十五年（1536）撰成《丹溪心法附余》二十四卷。

《丹溪心法附余》以病证、治方分类，载述丹溪原文，后附群方，使法不离方，方不离法，以求药性、脉理、病机、治法、经络、运气六者兼备。使

后学所知取法，而不惑于偏见。朝鲜太医院于1611年前后引用《丹溪心法附余》的内容并编入其大型综合类医学全书《东医宝鉴》，日本也在宽文十一年（1671）刊刻《丹溪心法附余》全书。1924年上海海左书局石印本发行十二册，1936年由曹炳章先生将《重订丹溪心法》《丹溪心法附余》双双编入《中国医学大成》，对于研究与传播丹溪之学产生了较大影响。

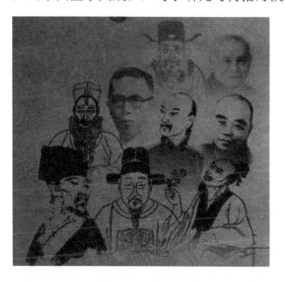

新安医学的代表人物之一明代祁门人汪机，字省之，别号石山，明代英宗天顺至世宗嘉靖年间（1463—1539）人。汪机自幼研读诗文，学习儒书春秋经，受父亲教诲，推崇范仲淹"不为良相，即为良医"的思想理念，加之母患病呕血久治不愈，遂弃科举浮文，从此致力于攻读医学诸书，精研历代名家学验。汪机悟性极深并借力儒学功底，复参以哲理，潜心研究，凡岐黄仓扁诸书，靡不探讨，尤其偏重于深究丹溪学术，且融各家之学说于一体，灵活应用，辩证遣方，随症施治，立论持平，很快医术得以大进，与吴县张颐、杞县李可大、常熟缪希雍，"皆精通医术，治病多奇中"（《明史·方技传》载），成为我国"明嘉靖年间四大名医"之一，故"遐迩以疾来请者无虚日"，以致"求者甚众，所应益博，活人至数万"。

汪机崇尚丹溪之论，私淑丹溪学说，但又与一味推崇株守丹溪门庭者迥别。在当时，江南风靡于《太平惠民和剂局方》（《局方》系由国家审定，朝廷提倡，故影响很大），而北方则盛行刘完素（寒凉学派创始人）的《宣明论方》，形成了"南局北宣"两大不同风格的流派临证遣方的局面。但由于南北气候地理环境等差异，"南局"多温燥，而"北宣"尚寒凉，使用不当均各有偏弊。汪机把东垣与丹溪学说融合一体，又对丹溪学说进一步做了阐发，改变了过去丹溪养阴泻火的成规，形成了自己独特的学术思想和临证特色，其既矫《局方》之偏，又旁参东垣学说，持论辄主养阴，重视培护脾胃元气，慎用苦寒之味，主张通过阳生阴长来达到补阴的目的。汪机认为：脾胃为后天之本，气血之源。气为阳，血为阴，脾胃旺则气血调，阴阳自得其平。若脾胃气虚，则阴火之乘，心君火动，营血自伤。其重视脾胃元气培护，不仅吸收了东垣的学术精华，而且发展了朱丹溪的"阴不足"理论，汪机所创立的"营卫论"之学说成就，集中地反映了其主要学术思想，即擅用甘温之味扶养脾胃而祛除病邪，主张益气生血，平衡阴阳，气血调和，正旺邪之自退。如汪机在治疗内伤杂病上，擅用参、芪而颇具特色的灵活运用，其融会贯通，辨证遣方，积累了丰富的临床经验。汪机治疗劳疟，脉数无力，形瘦色苍者，其反古人每以色脉论证作血虚治之常道，以"汗多乃阳虚，表失所卫；消谷善饥，乃胃虚火乘其上，皆阳虚也。仲景法有凭证不凭脉者，兹当凭证作虚，治以参、芪……"。其又治久痢不止，脘腹痛，里急后重，咳嗽，发热，脉细弱而数者，认为"此肠胃下久而虚也，医用寒凉愈助降下，病何由安？经云：下者举之，虚者补之。其治此病之法欤，遂以参术为君……"。综观汪机学说之思想，其不仅吸收了东垣的学术精华，而且发展了朱丹溪的"阴不足"理论，创立"营卫论"之学说。其强调重视培护元气，擅用甘温之味扶养脾胃而祛除病邪，最先提出了"新感温病"理论，成为我国明代医界著名的"医之王道者"，乃为一代宗师。

新安（古徽州）与浙西山水相连，两地明清医家互往甚密，学术交流颇为广泛，又同为江南卑湿之地，湿易郁而化热，故而湿热之病为多。汪机研学丹溪治法，深得其奥，提出了"新感温病"说，指出了"伏邪"和"新感"温病的不同成因。认为冬伤于寒至春而发，为伏邪温病；而感受温热病邪，随则发病，随感随发，为新感温病。治疗上新感之病，症情较轻，常以解表透邪为主；伏邪之病，内发于阴，极易内隔深入，症情往往较重，要治以清泄里热为先，但皆以养阴存液为要。补益营气，又以参芪为主，其曰：阴不足者，补之以味。阳不足者，温之以气。参芪味甘能生血，气温又能补阳，通过阳生阴长强调参芪补阴，妙在变化，实为汪机的卓识所见，与张仲景的"阳生阴长"、李东垣的"血脱益气"、朱丹溪的"阳常有余，阴常不足"理论同源，为新安的很多后世医家所推崇。以至其门人休宁人孙一奎（1522—1619）进一步发展了"三焦辨证"及"命门学说"，极大地丰富了新安医学的理论体系。

论起新安医学的"固本培元"理论，就不能不论及其源流朱丹溪。

朱丹溪（1281—1358），名震亨，字彦修，元代婺州义乌（今浙江义乌）人，我国金元时期四大名医之一，为"丹溪学派"（滋阴派）的创始者。

朱丹溪自幼好学，早年从师朱熹嫡传弟子许文懿公（许谦）学习儒家道德性命之说，后因其母病重久治不愈，并得许公指路，乃弃儒学医，立志研究岐黄之学。起初，丹溪取当时盛行的《大观二百九十七方》昼夜研读，但终无所获。便出游访师，至杭州，闻言寒凉学派的创始人刘完素（字守真）的再传弟子，武林名医罗知悌，旁通张从正、李杲二家之说，医术高超，世称"太无先生"，遂往拜师求教。他十余次投访罗师，历时三月，为得一见，拱立门外，风雨不易。罗知悌感其尊师求学之诚意，于是尽授刘、张、李之说及己之心得。

丹溪不拘泥于陈、裴之学，汇综《内经》以及刘（寒凉学派）、张（攻下学派）、李（补土学派）各家之学说，避其短而用其长，创"相火论"之说。丹溪认为人之所以富有生理机能的活力，是由于相火——气的运动。但相火不宜妄动，妄动则伤阴，因而相火有"常"与"变"两种情况。相火之常为生理之本，相火之变为病理之源，在"相火论"的基础上，又提出了"阳常有余，阴常不足"之学说。丹溪据此理论，为久病缠身、二三年来咳嗽咯血、潮热盗汗、耳鸣头眩、消瘦单薄而终日卧床不起的昔日恩师许谦阴虚火旺的症状，拟出一张滋阴降火的处方：取黄柏、知母、熟地、龟板、猪脊髓五药和蜜为丸。用黄柏之苦寒以泻肾火，取知母的清热滋阴以润心肺，熟地可补肾阴，龟板育阴潜阳，再以猪脊髓滋补精髓，连续服用，许谦病情日渐好转，三月后便完全康复。由此，丹溪声名大著，四方均有求医者慕名而来。其运用此方救治了许多类似的急难病人，颇为灵验。诸门人将其取名为大补阴丸，收录在《丹溪心法》一书中。几百年来，大补阴丸盛传不衰，为后世历代医家所推崇，并被收载入中国药典，成为我国法定的中成药制剂。

新安医学固本培元学术的产生与创立，源于新安医家融汇金元医学思想尤其丹溪学说于一炉，以泄热养阴为主旨，以甘温除大热为法则，养阴是制阳之妄动，以防相火之升。而伤津劫液温病之治，亦以存阴养血保津为主，是与丹溪"相火论"学说一脉相承的。因此，没有丹溪之"阳有余，阴不足"和"相火妄动，为元气之贼"的论点，就不会有新安医学"营卫论"学术之创见，亦不会有完整的新安医学理论体系之形成，可见医学科学理论之贯通，学术思想的渊源之相承。

（张贵才）

1984年8月—1986年3月徽州地区
中药资源普查回顾

1984年为了遵照国务院关于"对全国和省中药资源进行系统的调查研究、制定发展规划"的指示，根据国家和省对中药资源普查的部署、要求，徽州地区于1984年8月开始进行药源普查工作，历时二年先后完成了七县一市的外业普查和内业整理，基本上查清了药源家底，出了一大批中药科技成果，于1985年11月和12月，地区组织了医药、区划、生物、农林等部门的专家、科技人员分两批对各县、市的药源普查与区划成果，进行了审查验收，在此基础上，地区级以医药和区划部门为主成立了普查资料编写班子，于1986年元月着手汇总文字资料和各种有关数据，征集标本和照片，绘制图件，在多部门、多学科的协作下，2月上旬完成有关资料的编写工作，经过有关同志的审查和集体讨论修改，又多易其稿，于3月中旬，聘请了医药、区划方面时行家进行了地区级的审查验收，后修订成书。

这次徽州地区中药资源普查主要工作人员：领导组组长：汪灶寿（徽州行署办公室副主任），副组长：汪炳炉（徽州地区农业

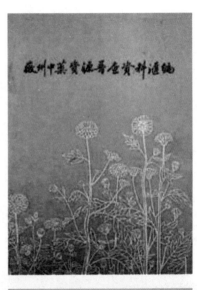

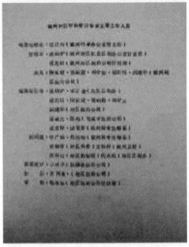

区划办公室副主任）、汪志明（徽州地区医药公司副经理），成员：陶家锐、谢嗣勤、胡甲俊、胡跃伟、洪建华（徽州地区医药公司）。

《徽州地区中药资源普查汇编》编辑委员会：汪炳炉、宋万全（地区区划办）、汪志明、陶家锐、谢嗣勤、胡甲俊、洪建华（地区医药公司）、汪敦生、陈越（屯溪市医药公司）、汪立祥、徐亚君（徽州师专生物系）。

顾问组：许广仙、程炳功（徽州师专生物系）、黄琳芳（地区科委）、万林祥（徽州卫校）、凌田心（地区药检所）、倪永泓（地区区划办）。

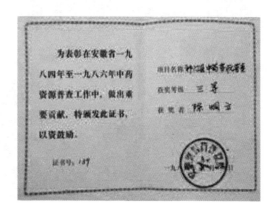

图案设计：李道济（旌德县医药公司）；摄影：方列良（地区医药公司）；审稿：程永松（地区医药公司副经理）。

《徽州中药资源普查与区划》共分为五章。第一章：自然资源和社会经济条件，对全区资源优势和障碍因素进行了综合评价；第二章：中药资源，对全区药源品种做了分类，对药源分布、特点做了评述；第三章：中药发展变化，回顾了药史，分析了药业现状，揭示了当前的主要问题；第四章：发展方向和途径，综合论证了中药发展的方向、目标和重点，提出了初步规划选建基地的设想，以及实现目标的主要途径；第五章：分区论述，在论述分区依据的基础上划分了四个药材区，分别评价了区内的资源优势和劣势，针对性地提出了发展方向、重点和对策。

《徽州重点药材专题调查报告》（以下简称《报告》）共收载有徽菊花、生晒术、山茱萸、祁蛇、祁术、杜仲、厚朴、望春花、茯苓、前胡、元明、生地、银花13种药材。《报告》较为详细地评述了上述品种的来源、分布、资源数量、生态环境和开发利用历史、现状，分析了存在的问题，论证了发展前景，提出了建设措施，为规划和指导药材生产进一步提供了科学依据。

195

《徽州中药资源名录》（以下简称《名录》）共收载药用动、植、矿物1403种，按植物、动物、矿物、其他顺序分类排列。《名录》所列资源，均有据可查，比较翔实，具有科学价值和实用价值，为今后开发中药资源，提供了基础资料。

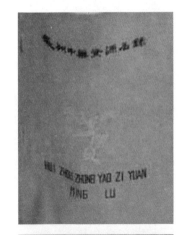

《徽州单验方》精选了各县收集的疗效比较明显的民间单验方157首，按疾病系统排列以供研究和推广沿用。

普查最后形成了《徽州中药资源查工作总结》，该总结如实地反映了徽州中药资源普查工作情况和取得的主要成果，总结了经验教训，并对遗留的问题及补救措施进行了初步论述。

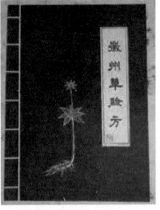

这次中药材资源普查工作，统计全地区共有中药材品种1632种，其中植物类222科1476种，动物类78科149种及矿物类、其他类7种。国家规定重点普查的363种中，徽州地区有247种，占68.3%，安徽省规定的重点普查的320种中，徽州地区有249种，占77.8%。基本查清了全地区的药源家底，功德无量！

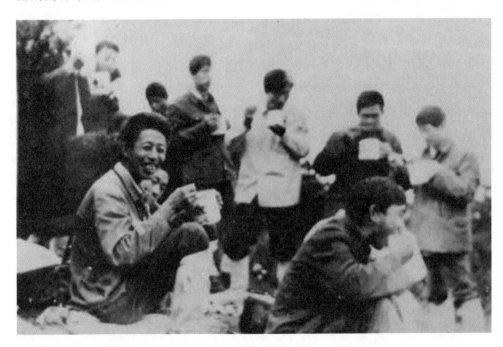

新安医学流派——祁门胡氏骨伤科

1.祁门胡氏骨伤科的历史沿革、发展现状及学术影响

祁门属古徽州一府六县之一，明清时期，徽商的发展进入了鼎盛时期。徽商经济的繁荣带来了教育、医学、刻书等各项社会事业的发展。这一时期，新安医学人才济济，名医辈出。其中专门从事正骨伤科的医家也越来越多。

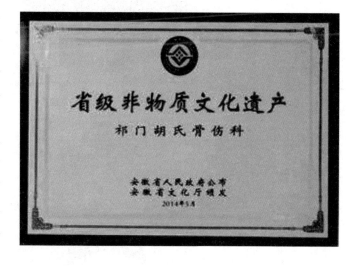

祁门胡氏骨伤科，源自少林伤科学派，肇始于清末，历经四代传承发展，享誉皖赣间一百多年。胡氏骨伤科强调按穴施药，用药须早，治疗用药以十三味煎药方为主，辨穴加减；筋骨并重，辨证施治；动静结合，就地取材；补益肝肾，促进康复。胡氏骨伤科医学，根植于传统徽州文化的沃土，有着源远流长的学术基础和实践经验，是新安医学代表性临床医学家族链之一，也是新安医学的标志性品牌。

1986年祁门县中医院以祁门胡氏骨伤科为龙头创办，目前该院骨伤科在全国全省中医界享有一定的声誉；后祁门胡氏骨伤科传人又被调往祁门县人民医院，又将祁门县人民医院骨科发展壮大！2016年年初祁门胡氏骨伤科第

四代传人胡永久又辞职加盟祁门平安医院，现祁门平安医院骨伤科在周边及邻近省市有一定的影响力，学科特色明显。

2.祁门胡氏骨伤科的传承脉络

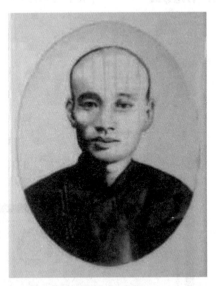

胡显君（第一代）

清咸丰年间，祁门县雷湖村村民胡显君，得少林药僧之真传，并博采众家之长，摸索出一套独特的正骨手法，造福百姓。

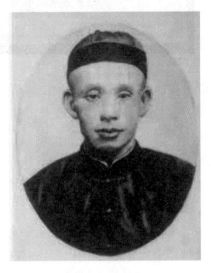

胡茂忠（第二代）

胡显君之子胡茂忠结合父亲正骨的经验，通过实践的反复验证，把胡氏正骨的技术特色概括为"整体观念，手法整复，夹板固定，内外用药，动静结合，功能锻炼"二十四个字，从实践到理论，又用理论去指导实践，对胡氏正骨技艺的发展起了重大作用。

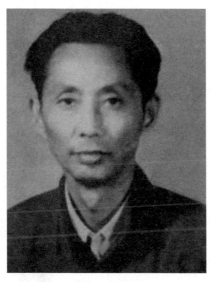

胡友来（第三代）

胡茂忠之子胡友来一生谦虚好学，骨伤科医承祖父与父亲两代，始终坚持"勤求古训，博采众长，精在明理，知在所行"的治学理念，以砥砺奋进的实践精神，把胡氏正骨疗伤这一传统医学技术推上一个崭新的台阶，且精于妇科，并在诊治疑难杂症和用中草药治疗肿瘤方面有其独到的见解，是一名成就斐然的胡氏骨伤科第三代传承人。

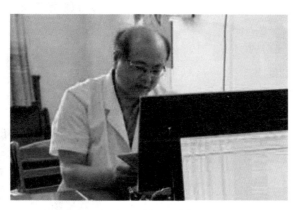

胡永久（第四代）

第四代传承人胡友来长子胡永久从小就跟在父亲身边，受到父亲敬业精神和医德风范的熏陶，从小学到高中的课余时间一直在父亲的言传身教下苦练祖传正骨疗伤技法。掌握了用传统手法复位骨折脱位及应用传统小夹板固定骨折技术，手法正骨独具特色，擅长运用中西医方法治疗骨伤科疑难疾病，并先后到解放军304医院骨科和马钢医院显微外科进修脊柱与关节创伤以及显微外科技术，能熟练地完成各级各类脊柱与关节手术，他将胡氏骨伤科推向了一个中西医结合、传统正骨技术与现代科学技术相结合的新高度。

3.祁门胡氏骨伤科历代代表性传承人及代表性著作

胡显君边行医，边写作，逐渐从内、妇、针灸诸科中分离出来，形成了独立的伤科学，著有《少林寺张大周秘传良方》《少林跌打内外伤秘方》。

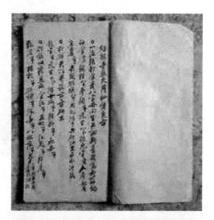

祁门胡氏骨伤科自胡显君之子胡茂忠开始，有了传承和发展，胡茂忠擅长于手法整复四肢骨关节脱位及运用新鲜中草药治疗跌打损伤，著有《跌打伤科》。

胡茂忠之子胡友来擅长骨伤科，也精于妇科和肿瘤科。先后任省骨伤推拿学会理事，县中医学会副理事长及名誉理事长，县一、二、三届政协常委。

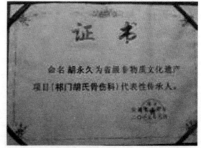

胡友来长子胡永久，自幼随父学习中医骨伤诊疗技术，先后毕业于黄山高专和安徽中医学院中医系，擅长中医正骨，在黄山市乃至全省独具特色，对骨科各级各类手术具有丰富的实践经验，获省、市、县科技成果奖8项，与人合纂《少林伤科》《伤科集成》《新安骨伤科名家治法》《创伤骨科诊治与手术治疗技术》《骨关节疾病临床诊治》。著有《骨伤治验》《少林伤科》《伤科集成》《实用骨科病人康复指导》《新安骨伤科名家治法》《祁门御医文化》《中

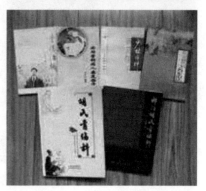

医正骨术治疗骨伤病》《祁门胡氏骨伤科世家传奇》《祁门御医与中医药文化初探》。

4.祁门胡氏骨伤科流派学术思想特色技术简介

运用中西医结合治疗各类四肢多发骨折、腰腿痛等多发病、常见病均取得良好效果。前臂及上臂骨折运用传统手法复位小夹板固定，并早期配合中药外敷和中药汤剂口服，中后期中草药外熏洗关节功能锻炼。对于关节处骨折及四肢骨折术后综合运用CPM机功能锻炼，并配合中草药外熏洗关节功能锻炼，在四肢创伤（关节内骨折修复和骨盆骨折复位内固定）以及骨病（包括良性肿瘤和类肿瘤样改变切、刮除、修复）的诊断、保守治疗、手术治疗，有较好疗效。

开展脊柱腰椎、胸椎腰后段后路各种滑脱复位内固定，外固定架治疗股骨转子间骨折，采用椎管减压成型，小切口椎间盘髓核摘除术，治疗腰椎间盘突出症，开展颈椎病前路复位减压固定，颈椎后路椎弓根固定，治疗各种颈椎病。能开展断指、断肢再植，及常见带蒂皮瓣转位与修复，对臂丛神经损伤有一定认识，能从事关节镜下关节清理，半月板形成、修复，简单修补前后交叉韧带，半髋关节置换术及全髋关节置换术及人工膝关节置换术，对腰椎间盘突出症可综合运用中西医结合多种疗法如牵引、推位、按摩、针灸、理疗、拔火罐、骶管注射、射频消融及手术等综合治疗。

祁门胡氏骨伤科对于四肢骨折尤其是前臂及上臂骨折采用传统手法复位小夹板固定。正骨实施中，强调要用活力，达到"机触于外，巧生于内，手随心转，法从手出，法之所施，使患者不知其苦"的境界。强调筋骨并重，辨证施治，从全身着眼，在照顾整体的前提下，重视

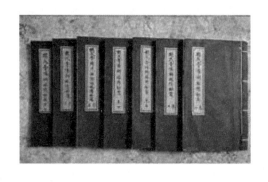

局部的治疗。在长期临证基础上，经传承与发展，积累了一批祖传验方，早期配合中药外敷中药汤剂口服，中后期中草药外熏洗关节功能锻炼。

对于颈、腰椎间盘突出症可综合运用中西医结合多种疗法如牵引、推拿、按摩、针灸、理疗、拔火罐、骶管注射、射频消融及手术等综合治疗，均取得了满意疗效。

新安医学流派——新安黄氏妇科

新安历代名医世家中，妇科名声最大的是新安医学流派黄氏妇科。因始祖黄孝通为南宋"医博"，人称"医博世家"。至清代黄予石时，更为闻名遐迩，又称"黄予石妇科"。

黄氏妇科始于南宋黄孝通（1138—1206），生于宋高宗绍兴八年，卒于宋宁宗开禧二年。因医术精湛，宋孝宗隆兴元年（1163）赴京应试，因成绩名列前茅，被孝宗御赐"医学博士"，入太医院任太医，擅长妇科。告老还乡后居于歙县城内斗山街朱家巷。从此后代多以医为业，历经800余年，传承有26代，代代有传人，人称"医博世家"。

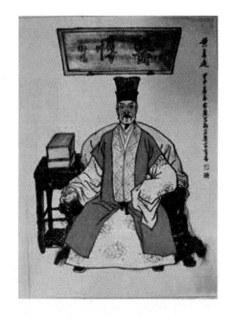

黄鼎铉（1566—1644），字百遂，号渭滨，为黄孝通的十四代孙，生于明嘉靖四十五年，卒于清顺治元年。幼年习儒，后承祖业，尤精妇科。明思宗朱由检的宠妃田妹患血崩重病，请太医及京都名医治疗罔效，崇祯帝诏令全国各地举荐名医，当时御史叶高标任歙县令，推荐了黄鼎铉。他奉旨入京诊治，一剂见效，二剂血止，加减调治，一月痊愈。崇祯异常欣喜，对黄氏赞扬倍加，欲任他为太医，但他婉言谢绝，坚请返乡为徽州广大百姓治病。崇祯乃亲设宫宴款待，为他送行，由相国方逢时陪宴，崇祯并令逢年题写"医震宏都"匾额赠送，以示嘉奖。因此黄氏妇科不仅在皖渐，而且在京城亦获盛名。现存有他的一篇诗文，据明傅纪《歙纪》记载，傅纪为明崇祯七年进士，曾任徽州府歙县知县，叶高标的继任者，为官清廉，具经世长才。当时徽歙知名人士曾撰写对傅氏知歙政绩的称颂诗文，收录于《歙纪》卷中《纪舆情》。其中收录了黄鼎铉之诗一首："分符仙是令，列署玉为岑。问誉蜚全浙，文章冠上林。朝花抟彩笔，秋水润华簪。望溢山川重，恩随辇毂深。政闲惟饲雀，庭静但鸣琴。来暮歌犹昔，如天颂自今。桑麻濡渥泽，桃李仰高阴。洁操冰千尺，孤标壁万寻。绸缪先未雨，沾溉恋为霖。衣褐收残刖，担簦慕好音。春风欣入座，爱日快披襟。葵藿情无限，临阶倾寸心。"《歙纪》刻于明崇祯十二年（1633），现仅藏于安徽省图书馆，黄山书社于2007年7月出版。

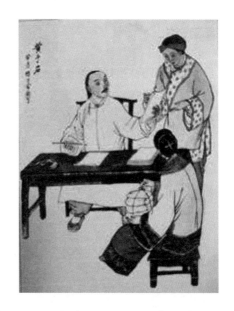

黄予石（1650—1737），生于清顺治七年，卒于乾隆二年，字允陞，为鼎铉之曾孙，幼聪颖好学，习举子业。又承庭训，立志学医，博采众家之长，医术高超，尤精妇科，求治者拥阻街巷，活人无数，名震皖江浙诸邑，著有《妇科衣钵》《妇科秘要》《临床验案》等书。一代代陆续传承给天德、序庭、惠中、立辉、鹤龄、竹泉、从周。从周传子孝周和兆强，孝周传子黄煦，世代均继承祖传医术。由于他的声誉很高，后人称他家为"黄予石妇科"。虽然他已去世近400年，但徽州民间"治妇产科病要找黄予石医师"的说法仍流传至今。

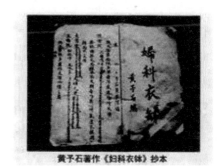

黄予石著作《妇科衣钵》抄本

黄竹泉（1884—1943），字裕滨，黄予石之六世孙。先习儒，十五岁随父鹤

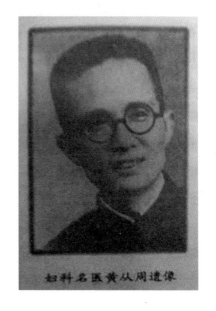

妇科名医黄从周遗像

203

龄学医，擅治妇科，闻名于世。1930年任全国医药总会歙县支会执行委员，1931年任歙县中医公会执行委员。抗战时期，曾担任战区非常时期难民救济委员会义务诊疗所分所长。1938年时任民国歙县县长楼文钊题赠"弈世载德"额字。

黄从周（1910—1976），名郁郁，字贵文。因取《论语》"郁郁乎文哉！吾从周"之意，又字从周，号从菊主人。幼年习儒，勤奋好学。14岁随父竹泉学医。18岁悬壶。为了深造，后又考取苏州国医研究院，深得章次公、叶橘泉、陆渊雷、王慎轩等医学大师之传，并亲聆该院名誉院长章太炎之教诲，学业益精。学成返徽州行医。曾任歙县中医公会执委。1946年起主编《徽州日报》副刊《新安医药》。在新中国成立前就因医术精湛而闻名于世。抗战时，1944年国民党陆军第二十二集团军副总司令陶广曾题赠"医中国手"匾额。其后1946年中共地下党员、曾参加南昌起义、时任国民党85军第110师师长、中共110师地下党委书记廖运周题赠"济人济世"匾额（廖于1948年11月27日率所属部队起义成功。中华人民共和国成立后，曾任沈阳炮兵学校校长兼党委书记，1955年被授予少将军衔）。黄从周先生新中国成立后不断钻研，学业日进，1956年被首批聘任到歙县人民医院创建中医科工作。1962年被聘为徽州地区人民医院名誉中医师。曾当选歙县政协委员、县医师联合会常务委员、县卫生工作者协会副主任等职。他毕生行医50载，治学态度严谨，注重临床实践，善于汲取前人经验，博采众家之长，又能自出机杼，而无门户之见，强调辨证论治，贵在灵活变通。不仅诊治妇科常见病得心应手，而且诊治妇科疑难重证也独具匠心，疗效显著，如诊治不孕症、闭经、痛经、崩漏、带下、滑胎、子肿、经绝前后诸症、产后发热、恶露不绝、脬损、阴吹、孤浆、乳泣等妇科病常见病和疑难杂症均有很好疗效，医德高尚，态度和蔼，深得患者赞誉。在多年实践中，他善于总结经验，新创脬损饮、荣经活血汤、复方五子丸、安胎煎、消炎解毒汤、增乳汤、加味佛手散等方剂，多有显效。他曾兼任歙县中医学校教师。一生带教学生20余人，如门人殷扶伤等为歙县名医，章传义为黄山区名医。长子孝周、次子兆强承其学。安徽中医学院教授张笑平、杨匀保、汪涛等曾随先生实习求教，获益颇深。张教授在实习期间，就总结了先生的临床经验并在《中医杂志》发表。先生虽然诊务繁忙，但业务仍撰写学术论文。新中国成立前除编辑并亲自为《新安医药》撰稿外，还在其他中医刊物发表了《小柴胡的临床应用》等论文。新中国成立后又在《中医杂志》《浙江中医杂志》等刊物发表论文。1963年出席安徽省中医学会成立大会时，一人宣读及选入《学会资料汇编》之论文共4篇。他的学术经验还被成都中医学院编入《中医妇科学》一书中。本县名医金霁时曾赠诗赞云：
"风度通儒自不群，渊源家学挹清芬。春回日暖肱三折，带下新安属使君。"
这是新安一位名医对另一位名医的评价。先生留下《丛菊医案医话辑录》一书，
现由其子孝周、兆强在整理中。

　　黄孝周，名兆康，为黄从周之长子，中医主任医师。1958年随父亲学医，1961年出师后分配到歙县医院工作，随父襄诊，克绍家学而擅妇科。行医50余年来，以中医临床为主，并曾担任中医教学、科研、管理等工作，不断为继承和发扬祖国医学遗产做贡献。1978年被调入歙县卫生局新安医学整理研究小组工作。1979年参加全省中医药人员选拔考试，力拔头筹，以全省第一名的成

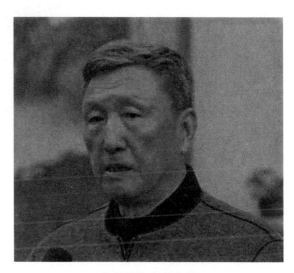

黄从周长子黄孝周

绩被调入安徽中医学院任教师。为了发展家乡的中医事业，1984年毅然放弃大学的优越条件而调回歙县筹建中医院至开诊，先后任副院长、院长。曾任黄山市新安医学研究中心主任、歙县人民医院顾问等。1990年任黄山市赴京参加"首届中国中医药文化博览会"《新安医学》展团副团长，向时任中共中央政治局委员、国务委员李铁映和全国政协副主席洪学智等党和国家领导人简要汇报我市新安医学研究情况。该展览被评为博览会神农杯铜奖。因组织并亲自参加完成《新安医学对祖国医学的贡献》省科研课题，分别获歙县、黄山市科技进步一等奖。1992年12月黄山市委、市政府授予有突出贡献中青年专家，享受政府津贴。由黄山市人事局、卫生局评为1994年度全市卫生系统先进工作者。撰著《新安医学绽奇葩——杏林第一枝》一书列入《中国历史文化名城歙县》丛书，由黄山书社于2000年6月出版，荣获2001年安徽省图书奖。参加编写《中医多选题》《中国传统医疗绝技大全》等著作。撰写发表论文40余篇。曾任安徽省中医药学会常务理事、省县级中医院院长联席会副总干事长、省新安医学研究会理事、省医史学会理事、黄山市中医学会常务理事、市医院管理学会常务理事、《中医临床与保健》杂志编委、《黄山医学》编委、市医学会医疗事故技术鉴定专家库成员等。现任歙县中医药

学会名誉理事长、县老科技工作者协会副理事长，安徽省老科协科学报告团成员，并定为安徽省首批非物质文化遗产项目新安医学代表性传承人等。

　　黄兆强为黄从周之次子，中医主任医师。自幼受家学熏陶，毕业于安徽中医学院，又得父亲真传，相得益彰，学业益精，曾任马鞍山钢铁公司医院（现称马鞍山市中心医院）中医科主任，为我省名医，并曾任安徽省中医妇科学会理事、马鞍山市中医学会副理事长、《马鞍山中医》编委、马鞍山市医学会医疗事故技术鉴定专家库成员。曾任《中医传统医疗绝技大全》《中国百年百名中医临床家丛书——徐志华》《中老年健康八百问》等著作的编委，参与

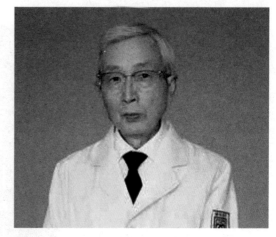

黄从周次子黄兆强

编撰，分别由山西科技、中国中医药、安徽科技等出版社正式出版，并撰写中医学术论文60余篇，发表于《中医杂志》《中华医史杂志》《中医文献杂志》等刊物。

后记

皖南徽州，古称新安郡。曲折蜿蜒的新安江水、厚重深远的徽州文化，孕育出辉煌灿烂的新安医学。

黄山市委、市政府历来高度重视新安医学的传承和弘扬。据统计，目前黄山市共有中医医院8所，新安医学研究机构2所，新安医学世家特色专科诊所20家，基层中医馆81家，备案制中医诊所39所。全市新安医学非遗代表性项目国家级2项、省级6项、市级8项。整理出版了《祁门御医文化》《新安养生》《新安医学临证用药求真》《胡震来医案》《许芝泉医案》《今翁医论》《祁门御医与中医药文化》等专著。拥有安徽省名中医5名，安徽省基层名中医11名。全国基层名老中医药专家传承工作室3个，省级名老中医工作室5个，安徽省省级重点专病专科6个。祁门蛇药等2项成果入选"安徽省庆祝改革开放40周年科技创新成果展"。集新安医学名家于一堂的新安名医堂于2014年7月1日正式开诊，目前已成为新安医学特色品牌。

全市中药材种植面积15.2万亩，"十大皖药"产业示范基地2个，总产值12.4亿元。已形成天目药业、南京同仁堂等一批新安医学重点企业，生物医药产业增加值达11.55亿元。建成潜口健康养生、新安江山水画廊、齐云山生态旅游3家健康养生聚集区，徽州区潜口太极养生小镇入选首批国家中医药健康旅游示范基地创建单位。

"康养在黄山，医养数新安"。近年来，黄山市成功举办了中国黄山（黟县）国际山地车节、中国黄山国际登山大会、齐云山国际养生万人徒步大会等50余项国内外颇具影响的品牌赛事活动，走出了一条医旅结合、康养结合、生态结合多业态融合发展之路。

"存诚以视证，尽诚而用药"。如今的新安医学不仅继续为苍生百姓提供简便验廉的服务，而且在疫情防控中也发挥着特殊作用。

传承精华，守正创新，新安医学发展正迎来前所未有的大好时机，也担负着时代与人民寄予的使命。增强文化自信，以开放包容的心态，推动新安医学走向世界，为人类健康做出新的贡献。

黄山市中医院院长、黄山新安医学研究中心主任　江国庆